危険経穴の断面解剖アトラス

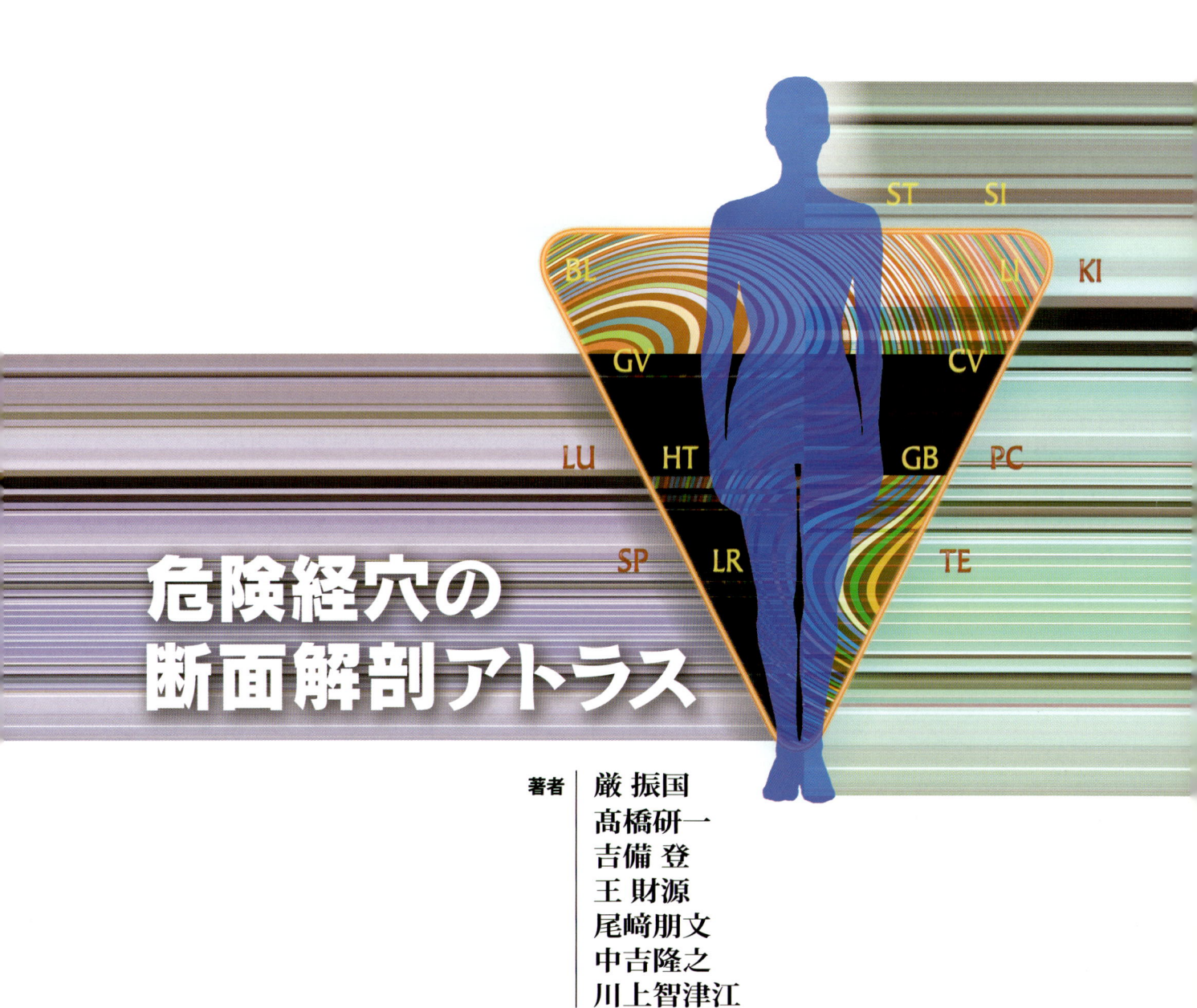

著者 | 厳 振国
高橋研一
吉備 登
王 財源
尾﨑朋文
中吉隆之
川上智津江

執筆者一覧

厳　　振国（げん　しんこく）　　　　上海中医薬大学解剖学教室　終身教授

髙橋　研一（たかはし　けんいち）　　沖縄統合医療学院　名誉学院長

吉備　　登（きび　のぼる）　　　　　関西医療大学大学院・保健医療学部　教授

王　　財源（おう　ざいげん）　　　　関西医療大学大学院・保健医療学部　教授

尾﨑　朋文（おざき　ともふみ）　　　森ノ宮医療大学　教授

中吉　隆之（なかよし　たかゆき）　　関西医療大学保健医療学部　講師

川上智津江（かわかみ　ちずえ）　　　関西医療学園専門学校　非常勤講師

This book was originally published in Japanese
under the title of：

KIKENKEIKETSU NO DANMEN KAIBOUATORASU

（Manual for medical accidents and an atlas of cross sections of dangerous acupuncture points for a practitioner in acupuncture and moxibustion）

© 2011 1st ed.

ISHIYAKU PUBLISHERS, INC.
　7-10, Honkomagome 1 chome, Bunkyo-ku,
　Tokyo 113-8612, Japan

■ 序　文 ■

　古来より，日本と中国の間では，国境や人種を越えた医学交流が推し進められてきた．両国間には長き歴史のもとで築かれた伝統医学があり，とりわけ鍼灸学は近年，国際的にも現代医学を補い，科学的な検証が進められてきた．中国医薬学のなかで鍼灸学は重要な役割をもち，体表より刺激した経穴が経絡の流れを変え，気血を調節して複数に発生する疾病の改善を行うものとされている．

　紀元前3〜5世紀に成立した古典医書『黄帝内経』には295個に及ぶ経穴が記録され，『素問・診要経終論篇』には"凡刺胸腹者，必避五蔵．中心者，環死．中脾者，五日死．中腎者，七日死．中肺者，五日死（胸腹の間を刺鍼する場合は，五蔵を刺して傷らないように注意する．もし，心の蔵にあたって傷ってしまうと，経気は心身の身体を一周して死亡する．もし，脾の蔵にあたって傷ってしまうと，五日にして死亡する．もし，腎の蔵にあたって傷ってしまうと，七日にして死亡する．もし，肺の蔵にあたって傷ってしまうと，五日にして死亡する）．"

　さらに同篇で，"刺避五蔵者，知逆従也．所謂従者，鬲与脾腎之処．不知者反之（胸腹部を刺鍼するときに，五蔵にあたって傷ってしまう事態を回避するために大切なことは，鍼の逆従を知ることである．いわゆる「従」とは，膈膜と脾腎などの所在を必ず明白にして，回避すべきである．もし，それらの部位を知らず避けることができなければ，刺して五蔵を傷ってしまう結果となり，これがつまり「逆」ということである）"と記載され，"刺鍼必粛（刺鍼によって病を治すときには，安静，厳粛に注意する）"と，すでに経穴への刺鍼時に対する心構えが『素問』で明確に論じられている．

　本書は，経穴の形状と構造，鍼のさし方，主治範囲および断層解剖による組織部位の論述を施し，臨床家のために特に危険とされる経穴を取り上げ，経穴の解剖を断面より詳しくとらえることにより，医療事故を事前に防ぐための体表解剖の補助として著した．とくに鍼灸臨床を学ぶ者の一書として活用して頂き，鍼灸過誤への防止を期待するものである．

2011年6月

上海中医薬大学終身教授

厳　振国

安全で効果的な鍼灸治療のために

　明治以来，西洋医学を中心に進んできた日本の医療は，高齢化とともに三大疾患であるガン，心臓疾患，脳疾患が増加し，それらの治療に伴う移植医療，再生医療，遺伝子治療などの先端医療による医療費高騰が問題となってきている．その医療費を抑制するために，いろいろな施策が講じられているものの，なかなか思うような効果は得られていない．予防医学が重要となるこのような状況の中で，新しく設立された日本統合医療学会や国際統合医学会が，臓器別医療の限界を認識しながら，伝統医療や民間医療の治療効果を科学的に検証し，西洋医学を中心に据えて，からだ全体の臓器相関から治療方針を立てていく「統合医療」という新しい医療概念を提唱している．

　その統合医療を支える伝統医療や民間医療の中で，科学的根拠に基づく治療として，国内的にも国際的にも注目されているのが鍼灸治療である．

　日本でも中国医学を基礎にした独自の鍼灸治療が発達してきたが，科学的根拠に基づく治療効果を十分に発信できていない，保険適応がなされていないなどの点から，国民的な支持を得られている状況に至っていない．

　現在，日本には鍼灸師養成施設として盲学校以外に専門学校が89校，大学が10校存在し，毎年4500名近くの鍼灸師の有資格者を輩出している．にもかかわらず，国民的認知度が低いのはなぜか？　鍼灸にはそれぞれの鍼灸師が経験で得た治療方法があり，後続の鍼灸師にその独自の優れた技が広く伝えられていないのではないか？　また，一定の治療効果があるけれども，からだに鍼をさすので痛いのではないか？　危険はないのか？　など，多くの問題点が指摘できる．

　そこで，今回，危険性について，上海中医薬大学解剖学教研室で危険経穴の層次解剖を長年研究してこられた厳振国教授を著者に加え，その断面解剖のアトラスを著した．

　「どのような医療においても，医療過誤は起こり得るものである」という原則に立ちながらも，鍼治療においては，それをいかに回避し，安全で効果的な治療に結びつけていくかが問われる．大血管や中枢神経の損傷に加え，肺への誤った進鍼による気胸が，特に重要課題となる．

　本書には，いくつかの経穴における体表からの深度を計測し，安全な深度を数値化してある．ただし，男女，若年，老年，肥満，痩身などによる個体差が大きいので，あくまでも標準値であることに留意していただきたい．また，深度だけではなく，進鍼方向も重要である．

　本書が，統合医療におけるチーム医療に貢献できる鍼灸師養成に，また鍼治療がさらに安全で安心できる治療法として確立され，その結果として，医療過誤の減少に貢献できれば，著者一同この上ない喜びである．

沖縄統合医療学院学院長　髙橋研一

目　　次

序文 …………………………………………………………………………………… iii
安全で効果的な鍼灸治療のために ………………………………………………… iv

第Ⅰ部　鍼灸医療事故の現状とリスクマネジメント

はじめに/1

1. 事故は繰り返す ……………………………………………………………………… 1
   1. 風化させてはいけない，御巣鷹山は事故防止の聖地 ……………………… 1
   2. 航空機，鉄道，スペースシャトル，船舶および原子力発電所などの事故は
      繰り返している ………………………………………………………………… 2
   3. あとを絶たない医療事故 ……………………………………………………… 2
   4. 100％安全な医療を提供できるのか？ ………………………………………… 3
   5. リスクマネジメントへの取り組みは遅れている …………………………… 3

2. 最近の鍼灸界における医療過誤とその対策 …………………………………… 3
   1. 鍼灸医療過誤の時代変化 ……………………………………………………… 4
   2. 鍼が原因となった医療過誤377件の内訳 …………………………………… 4
   3. 鍼が原因となった医療過誤の時代変化 ……………………………………… 4

3. 気　胸 …………………………………………………………………………………… 5

4. 折鍼・埋没した鍼 …………………………………………………………………… 12

5. 中枢神経・末梢神経・血管などの損傷 ………………………………………… 14

6. 化膿・感染 …………………………………………………………………………… 14
   1. 化膿とは ………………………………………………………………………… 14
   2. 感染とは ………………………………………………………………………… 15

7. 脳循環不全による失神（いわゆる脳貧血） …………………………………… 16

8. 関西医療大学付属鍼灸治療所におけるリスクマネジメント ………………… 16
   1. ヒヤリ・ハットなど情報システムの流れ …………………………………… 16
   2. 鍼灸医療における事故防止の取り組み ……………………………………… 16
   3. 鍼灸医療事故発生防止のための注意事項 …………………………………… 18

9. 関西医療大学付属鍼灸治療所における事故に関する報告 ……………… 19
　1. 鍼に関する報告 …………………………………………………………… 20
　2. 灸に関する報告 …………………………………………………………… 25
　3. 鍼灸以外のインシデント・アクシデントの報告 ………………………… 26

用語の解説 …………………………………………………………………… 28

第Ⅱ部　危険経穴の断面解剖アトラス

1. 刺鍼を避ける部位と注意／32　　2. 顔面部の刺鍼の注意／32
3. 部位別の危険経穴／32

---

1. 任脈・督脈 …………………… 34
2. 腎経の流注 …………………… 35
3. 膀胱経（1行線）の流注 ……… 36
4. 膀胱経（2行線）の流注 ……… 37
5. 瘂門／大椎 …………………… 38
6. 俞府 …………………………… 42
7. 気戸／期門／日月 …………… 44
8. 睛明 …………………………… 49
9. 風府／風池 …………………… 52
10. 人迎／扶突 ………………… 57
11. 承泣／四白 ………………… 60
12. 天突 ………………………… 64
13. 膻中 ………………………… 67
14. 歩廊 ………………………… 69
15. 鳩尾 ………………………… 71
16. 中脘 ………………………… 73
17. 曲骨 ………………………… 75
18. 肺俞／魄戸 ………………… 77
19. 心俞／神堂 ………………… 80
20. 膈俞／膈関 ………………… 83
21. 肝俞／魂門 ………………… 86
22. 脾俞 ………………………… 89
23. 腎俞 ………………………… 91
24. 肩髃 ………………………… 93
25. 尺沢／曲沢 ………………… 96
26. 内関 ………………………… 99
27. 神門／太淵／大陵 ………… 101
28. 環跳 ………………………… 106
29. 殷門 ………………………… 108

索　引 ………………………………………………………………………… 111

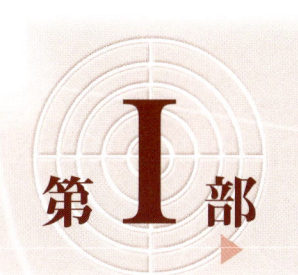

第Ⅰ部 鍼灸医療事故の現状とリスクマネジメント

はじめに

　鍼灸治療においては，気血の出入りする体表にある経穴を正確に取穴し，その人にあった適切な刺激方法を用いて，経絡のなかを流れている気血を正常な状態に調整することが大きな目的である．なかでも経穴は数千年もの長い歴史のなかで東洋医学の思想に基づいて，多くの先人達により実際の治療経験のなかから選び抜かれてきたもので，正しく取穴され，適正な使い方がされていれば，生体に有益に働くことはあっても，死に至るような大きな有害な作用をもたらすことはないと考えられてきた．

　しかし，1996年にイタリアのセルビアで開催されたWHOの「鍼に関する会議」で発表された安全性に関するガイドラインにおいて「正しく適用がなされれば，鍼はいかなる臓器も障害することはない．しかし，正しい適用がされないで障害がおこった場合は重篤な問題となる」として，「重要臓器付近への刺鍼に際しては特に注意が必要である」と警告を発している．

　今までにも日本では，2件の気胸による死亡例が報告されていたが，2009年12月に大阪府池田市内の鍼灸院で，女性患者が死亡と大きく報道され，鍼灸師にとっては大きな痛手となった．原因は，鍼治療直後の気胸による低酸素脳症である．しかも鍼灸の学生による無免許の施術であった．このことは，経穴部位の正確な取穴とその部位の層次解剖の知識，また正確な刺入方向と安全な刺入深度をとることがいかに重要であるかを示す大きな教訓となった．

1. 事故は繰り返す

1▶風化させてはいけない，御巣鷹山は事故防止の聖地

　1985年8月12日午後6時56分，日本航空123便は群馬県の御巣鷹山に墜落し，520名の乗員・乗客が死亡した．単独機のジャンボ機としては最も多くの犠牲者を出した事故である．

　今から25年前の8月12日，筆者は妻の実家である愛媛県西条市に家族と帰っていた．夕方から親戚と一緒に食事をとっていると，普段は頭痛などおこしたことがないのに何となく後頭部が痛くなり，何か嫌な予感がするなあと思っていた．午後7時過ぎにその店に筆者の母から電話があり，狼狽のため何を言っているのかよくわからないが，東京に出張している兄が帰って来ないこと，重大なことがおこったらしいことがわかった．

　そのときちょうど，テレビでは日本航空機が長野県付近で行方不明になっているテロップが流されていた．まさかその事故と関係があったとは夢にも思っていなかった．その後，兄がその飛行機に乗っていたことが現実となり，すぐに大阪の自宅に帰るため，夜行フェリーに乗り込んだ．家に着くなり，今度は伊丹空港（大阪）に駆けつけると，空港ロビーには兄の家族がいて，ともに日航が準備した飛行機に乗り羽田へ，さらに羽田から墜落現場付近にバスでいくことになった．何台ものバスがパトカーに先導され，並んで走ったことを覚えている．その途中で何人かの生存者がいるとの情報が流れ，ひょっとしたら生きているのではないかと期待が持たれたが，その期待も叶うことはなかった．

　その後，何日か藤岡市に待機させられ，検視が終わった遺体が入った棺桶がずらっと並べられた高校の体育館に案内された．そこでは，その棺のなかをひとつずつ開けては確認する途方もない困難な作業が

待っていた．ひとつの棺に多くのナイロン袋に包まれた部分遺体が入れられ，それを開けては身元を確認していくのである．筆者は，兄と全体的な風貌はあまり似ていないが，足と手の指の形は特に似ており，小さくて爪がやや反っている特徴があった．はじめて遺体の入ったナイロン袋を開けたとき，臭いとバラバラになった身体を見て何とも言えない気味悪さ，空しさと悔しさ，そして涙と汗で倒れそうになった．顔など全体が判明できる遺体であればすぐにでも見つけられるであろうが，身体の一部であったり，足だけ，手だけではなかなか判別はできない．それも死後何日か経過したものであった．諦めかけていた頃に，指紋からそれらしき前腕があると情報が入った．その袋は女性と判別されていた．しかし，よく見ると指先が細く小さな手で，爪がやや反っている特徴があり，やっと兄との再会をはたすことができた．

2 ▶ 航空機，鉄道，スペースシャトル，船舶および原子力発電所などの事故は繰り返している

1994年4月26日，中華航空140便の名古屋空港墜落事故があり，264名が死亡した．世界中では航空機の墜落事故が起きない年はない．また，鉄道事故では，1991年の信楽高原鉄道での衝突が，また，2005年にはJR宝塚線(福知山線)脱線事故がおこっている．

1986年1月28日にはスペースシャトル・チャレンジャー号が打ち上げ直後に爆発事故をおこし，乗員全員が死亡した．2003年2月1日にはスペースシャトル・コロンビア号が帰還時に空中爆発事故をおこし，同じく乗員全員が死亡した．

1988年7月23日に潜水艦「なだしお」と「第1富士丸」が衝突事故をおこす．2008年2月19日にはイージス艦「あたご」が「清徳丸」と衝突事故をおこし，20年前と同じ失敗を繰り返している．

1979年，機器故障や度重なる操作ミスなどが原因となって冷却水が流出し，炉心溶融から放射線を放出した米国スリーマイル島原発事故，1986年には旧ソ連のチェルノブイリにおいて試運転中の操作と対応の誤りで原子炉が爆発する事故があった．2011年3月11日には東日本大震災が発生し，大津波と火災などが発生した．その結果，福島第一原子力発電所で4つの原子炉に不具合が生じ，放射能に汚染される事態に至った．

このように大惨事は相次いでおり，再発を防止できていない．日本での大事故への対応は，「捜査」，すなわち刑事責任の追及に偏りすぎているといわれる．「調査」すなわち再発防止に重点をおき，ミスの背後にある構造的な問題を解き明かし，安全対策に結びつけることがより重要である．

3 ▶ あとを絶たない医療事故

厚生労働省は，医療の安全対策にいろいろ手を尽くしていたにもかかわらず1999年1月11日，横浜市立大学医学部付属病院において手術患者を取り違える重大な医療事故が発生し，全国的に大きな話題となった．これがきっかけとなって，報道各社が競うように医療事故を取りあげ，その年の医療事故関連の報道件数は前年と比べて倍増し，毎年増加の傾向を示すようになった．

厚生労働省は，医療事故の発生予防・再発防止のため，第三者機関である(財)日本医療機能評価機構(医療法施行規則に定める事故等分析事業を行う登録分析機関)において，医療機関等から幅広く事故に関する情報を収集し，これらを総合的に分析してその結果を医療機関等に情報提供している．2007年の医療事故は，大学病院や旧国立病院から報告された分だけで1,266件あり，前年からほぼ横ばい状態である．医療訴訟も年々増加しており，その背景には，患者の権利意識の高まりがあげられている．

2007年6月にはまた，東北大学病院で別患者の前立腺を誤って摘出し，2年半にわたって気づかなかった手術患者の取り違え事故が発生していたことが，2010年3月5日になって朝日新聞に掲載された．

4 ▶ 100%安全な医療を提供できるのか？

　答は残念ながら「NO」といわざるをえない．原発事故や航空機，スペースシャトルの運航にみられる事故のように，莫大な費用と労力をかけたもっとも先進的な技術をもってしても，その事故の危険性は決して「ゼロ」にはならない．

　医療も同様で，進歩する医学の多様性・複雑性に潜む不測の危険性に対し防御システムは多重に構築する必要がある．そしてその構築にはまず，従来，ともするとタブー視された医療の安全にかかわる実態の把握が重要である．そのうえに立ち，人的要因，物的要因，さらにシステム要因を分析し，防御対策を確立させることになる．このときにもっとも重要なことは「人は誰でも間違える」そして「事故は決してゼロにはならない」との認識である．医療分野においても例外ではなく，より慎重で真摯な対応が望まれる．

5 ▶ リスクマネジメントへの取り組みは遅れている

　あらゆる産業において，企業や業界のリスクマネジメントの取り組みは，社会的責任として認知されてきた．人の生命と健康に関わる医療分野も例外ではなく，むしろ先頭を切って取り組むべき問題と思われる．2002年米国の「医療の質」に関する検討委員会の報告書では，安全に対する対策の整備に関して，医療分野は他の領域に比べ確実に10年以上の遅れがあると指摘している．さらに日本の医療分野における安全対策には，米国以上の遅れが感じられる．

2. 最近の鍼灸界における医療過誤とその対策

　日本鍼灸師会系による鍼灸医事紛争件数調査では，1976年から1997年までの約22年間で総数569件である（年平均26件）．その内訳は折鍼29.3％，気胸17.8％，火傷9.6％，化膿4.6％，骨折11.4％となり（図1），毎年，多少増減があるが，減少傾向があるとは言えない．

　1999年から2007年までの9年間の紛争件数は561件（年平均62件）と明らかに増加し，マッサージは2005年から，鍼灸は2006年から急激な増加傾向が認められる（図2）．その間の賠償金の支払総額は2億1,717万円（年平均2,413万円，1件当たり約39万円）となった．その中で鍼灸は281件，マッサージは227件，管理上の問題は53件あった．

　また，日本鍼灸マッサージ師会系による鍼灸医療過誤件数調査では，1974年から2002年までの約29年間の総数814件（賠償制度加入者のなかで発生し，医事紛争になり，保険金・賠償金を支払ったか，途中で取り下げられた件数の合計）で，鍼によるもの377件（46％），灸によるもの71件（9％），手技によるも

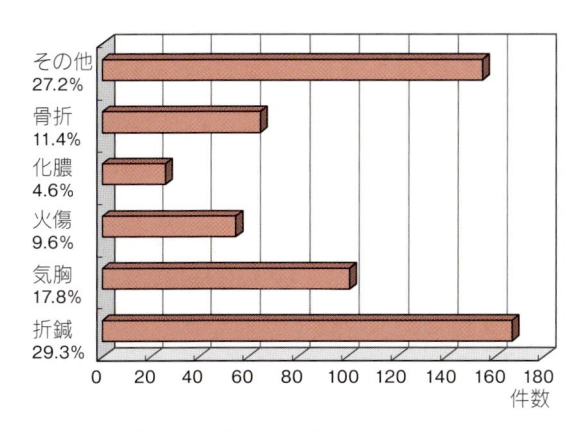

図1　日本鍼灸師会系の約22年間の鍼灸医事紛争件数

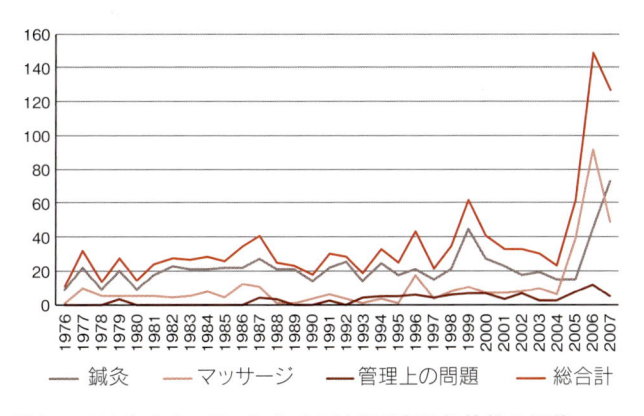

図2　1976年から2007年までの鍼灸医事紛争件数の推移（日本鍼灸師会）
（「臨床で知っておきたい　鍼灸安全の知識」[5]より改変）

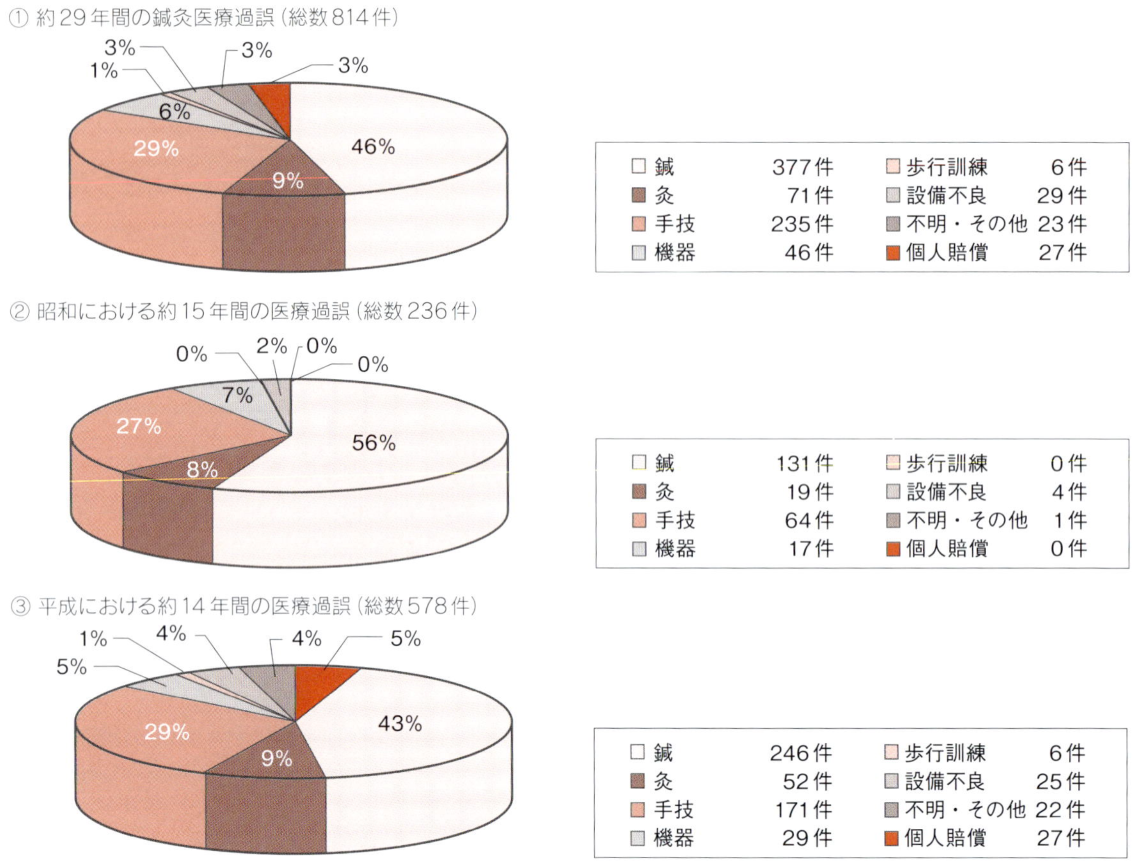

① 約29年間の鍼灸医療過誤（総数814件）

□ 鍼	377件	歩行訓練	6件
灸	71件	設備不良	29件
手技	235件	不明・その他	23件
□ 機器	46件	個人賠償	27件

② 昭和における約15年間の医療過誤（総数236件）

□ 鍼	131件	歩行訓練	0件
灸	19件	設備不良	4件
手技	64件	不明・その他	1件
機器	17件	個人賠償	0件

③ 平成における約14年間の医療過誤（総数578件）

□ 鍼	246件	歩行訓練	6件
灸	52件	設備不良	25件
手技	171件	不明・その他	22件
□ 機器	29件	個人賠償	27件

図3　日本鍼灸マッサージ師会系の鍼灸医療過誤の原因，および昭和から平成への時代変化
（「鍼灸マッサージに於ける医療過誤　現場からの報告」[6]より改変）

の235件（29％），機器によるもの46件（6％），歩行訓練によるもの6件（1％），設備不良によるもの29件（3％），不明・その他が23件（3％），個人賠償が27件（3％）であった（**図3-①**）．

1 ▶ 鍼灸医療過誤の時代変化

　医療過誤の発生件数は著しく増加しているが，賠償制度の加入者数が多くなったためであると考える．実際，昭和の15年間の加入者は年間平均2,500件中に236件（0.63％），平成の14年間の加入者は年間平均7,500件中に578件（0.55％）と発生件数は増加しているものの，加入者も増加しているので，発生の割合からみるとやや減少傾向であるが，あまり大きな変化は認められない．原因別の割合としては，鍼によるものは56％から43％と13％減少し，手技は27％から29％にやや増加した．なお，歩行訓練，設備不良，不明・その他，個人賠償などには少し増加する傾向が認められた（**図3-②，③**）．

2 ▶ 鍼が原因となった医療過誤377件の内訳（図4）

　鍼による377件の内訳をみると，気胸が130件（34％）と最も多く，次に折鍼が115件（30％）と多い，症状増悪は61件（16％），化膿・感染および神経損傷・麻痺がそれぞれ25件（7％），皮下出血18件（5％）などであった（**図4-①**）．

3 ▶ 鍼が原因となった医療過誤の時代変化

　昭和から平成への鍼による医療過誤の変化（**図4-②，③**）をみると以下の通りである．
　1）気胸は24％から39％に増加．その理由として，パルス通電などの強刺激，ステンレス鍼などによる

① 約29年間の鍼が原因となった鍼灸医療過誤（総数377件）

気胸	130件	皮下出血	18件
折鍼	115件	神経損傷・麻痺	25件
症状増悪	61件	その他	3件
化膿・感染	25件		

② 昭和における約15年間の鍼が原因となった医療過誤（総数131件）

気胸	32件	皮下出血	8件
折鍼	57件	神経損傷・麻痺	9件
症状増悪	15件	その他	0件
化膿・感染	10件		

③ 平成における約14年間の鍼が原因となった医療過誤（総数246件）

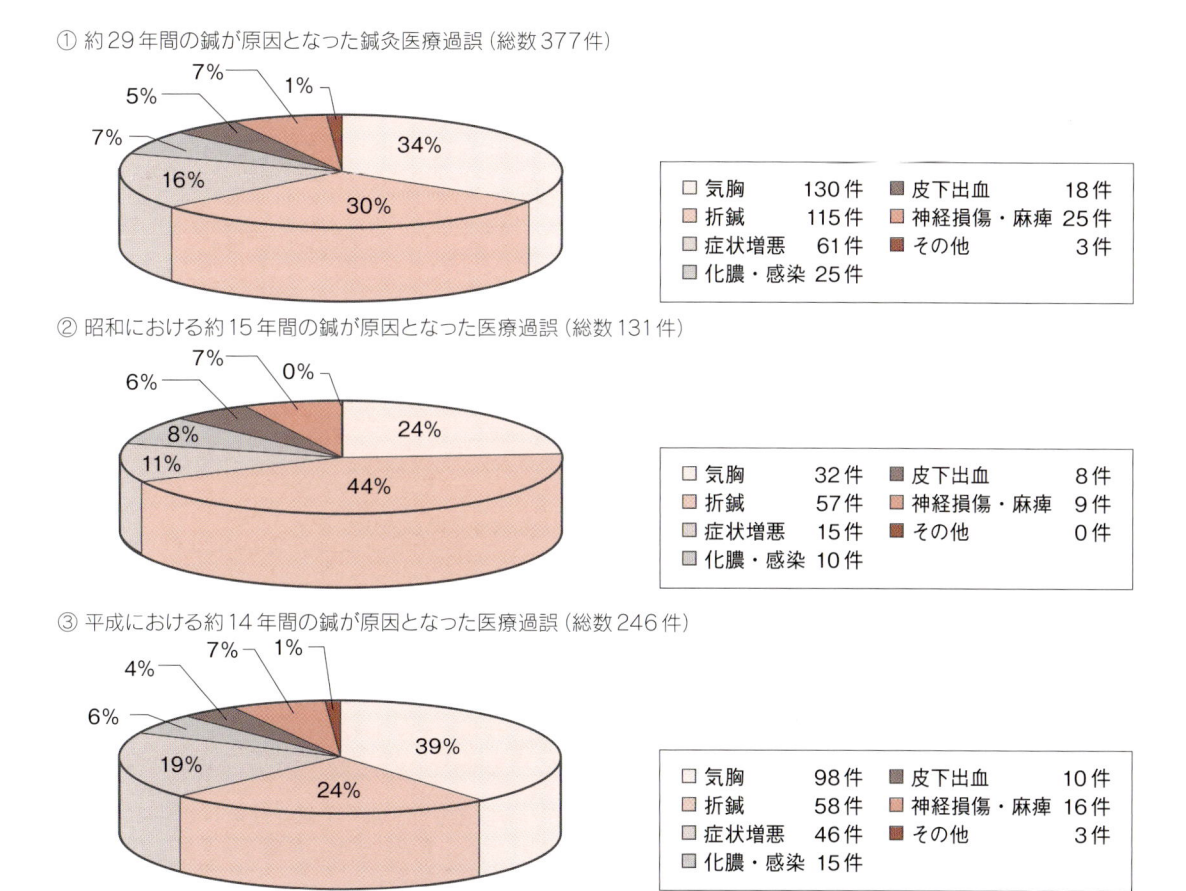

気胸	98件	皮下出血	10件
折鍼	58件	神経損傷・麻痺	16件
症状増悪	46件	その他	3件
化膿・感染	15件		

図4　日本鍼灸マッサージ師会系の鍼が原因となった鍼灸医療過誤の原因，および昭和から平成への時代変化
（「鍼灸マッサージに於ける医療過誤　現場からの報告」[6]より改変）

刺入しやすい鍼体，刺鍼方向や深度の知識不足や技術の低下による深鍼，鍼の上にタオルをかけるなどの認識の不足が考えられる．

2）折鍼が44％から24％に減少した．その理由としては，ディスポーザブル鍼の普及および銀鍼からステンレス鍼への材質の変化などが考えられる．

3）症状増悪も11％から19％と増加したのは，医療面接および徒手検査などの知識・技術の低下があり，インフォームド・コンセントが十分になされていないために信頼関係が築かれないなどの理由とともに，すぐに訴えをおこす訴訟社会などが原因ではないかと推測される．

3. 気　胸

　気胸とは，肺に孔があいて胸腔に空気がたまった状態を言う．自然気胸（原発性・続発性）と外傷性気胸（狭義の外傷性・人工・医原性）があり，空気が胸腔内に流入し肺が収縮し，虚脱する（**表1**）．

　気胸では，息切れ・呼吸困難（80％），突然の胸痛（68％），痰を伴わない刺激性咳（36％），胸部圧迫感，声の嗄れ，頻脈，動悸などがおこる（**図5，6**）．緊張性気胸では呼吸困難，血圧低下でショックをきたし，緊急に胸腔穿刺を行わなければ死に至る．なお，緊張性気胸による呼吸困難に対しては人工呼吸は禁忌である．

　発症側の呼吸音が弱くなったり，胸郭の動きに左右差や，打診で鼓音などを認める．胸部X線検査で，収縮した肺を確認することで診断が可能である（**図5**）．CTで原因となるブラの数，大きさを診断する．

表1　気胸の分類
① 原因・機序による分類

1. 自然気胸…内因性に発症するもの		
	原発(特発)性気胸	ブラ(肺胞の一部が嚢胞化)，ブレブ(臓側胸膜内にできた嚢胞)の破裂によるもの．細長体形の若い男性に多い．
	続発性気胸	臨床的に明白な疾患(肺気腫，間質性肺炎，カリニ肺炎，肺癌など)，薬剤が原因で発症するもの．高齢者に多いが，女性では月経随伴性気胸がある．
2. 外傷性気胸…胸壁，肺，気管，気管支，食道などの外傷によるもの		
	開放性外傷性気胸	胸壁解放創によるもの
	閉鎖性外傷性気胸	胸壁解放創のないもの
3. 人工気胸…意図してもたらされた気胸		
	診断的人工気胸	―
	治療的人工気胸	手掌多汗症の胸腔鏡を使った胸部交感神経節切除など
4. 医原性気胸…医療行為に伴う偶発事故として生じるもの		
	人工呼吸器，鍼灸治療	―

② 症状による分類

1. 両側気胸	同時両側気胸	同一時点で両側に気胸が存在すること
	異時両側気胸	既往歴に従って異なった時期に両側の気胸がおこる場合
2. 緊張性気胸		気胸による胸腔内の圧が大気圧以上に高まり陽圧となり，肺や心臓を圧迫して呼吸，循環に支障をきたし，呼吸困難，頻脈，頸静脈怒張，血圧低下，チアノーゼ，意識障害を呈する．
3. 血気胸		動脈・静脈の損傷を伴う気胸(血胸)

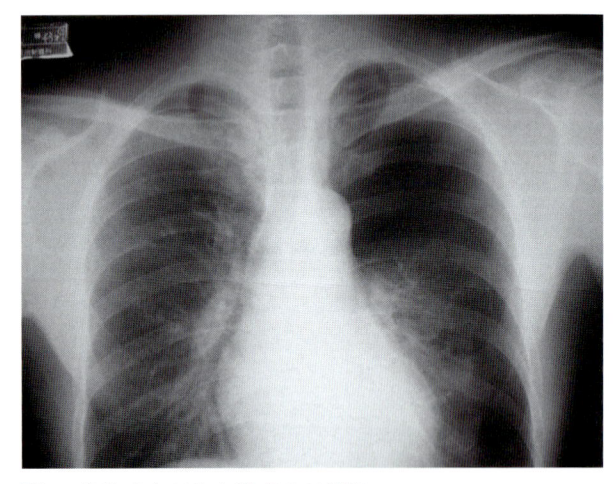

図5　気胸をおこした患者のX線像

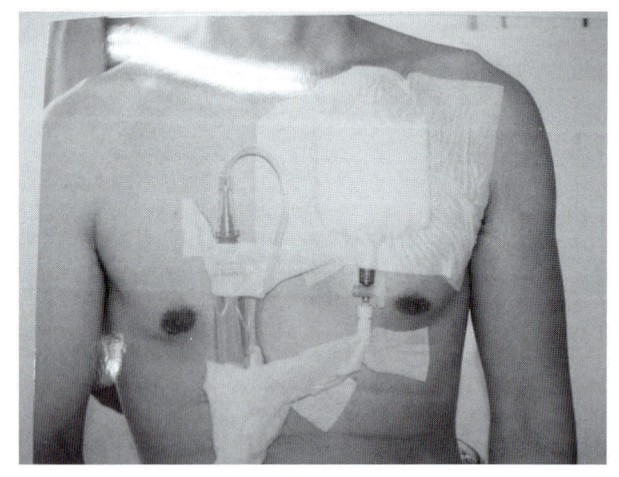

図6　トロッカー・カテーテルを入れ，簡易吸引器を付けた患者

▶ **鍼灸治療によっておこった気胸かどうかは総合的な判断が必要**

　気胸は誤って胸膜腔内に刺鍼した場合におこるとされるが，鍼治療に使用する極細い鍼であれば，よほど粗暴な手技をしない限り，刺入しても必ずしも気胸をおこすとは限らない．しかし，呼吸器疾患のある患者では一般人よりおこしやすいと考えられる．なお，症状が刺入直後に出る場合もあるが，数時間後，また数日後に出ることもあるので注意を要する．

　肺に基礎疾患(気管支喘息，肺線維症，肺癌，肺気腫など)を持つ場合や，月経時のみにおこる続発性自然気胸があり，特に，細長体形の若い男性におこる特発性自然気胸もあるので，本当に鍼治療が原因でお

こったのかは，発生状況，時間的経過，症状と各種検査結果も含めて総合的な判断を受けるべきである．

▶気胸をおこさないための予防法

1）気胸に関する正確な知識を持ち，患者にはインフォームド・コンセントを行う

自然気胸は日常いつでも発症するとされていることから，鍼治療中であっても，鍼治療とは関係なく発症する可能性もある．特に呼吸器疾患のある患者，やせた患者などに対しては，慎重に刺鍼手技を行うように心がける．気胸に関する症状および対処法についても知っておく．

なお，インフォームド・コンセントはすべての患者に必要であるが，特に自然気胸をおこす可能性の高い患者には，あらかじめ十分にインフォームド・コンセントを行っておく．

2）経穴部位の層次解剖の知識を十分に持つ

上海中医薬大学の解剖学教室において男性21体，女性30体の合計51体の冷凍された遺体を用いて実際に体幹背側部・胸部の経穴において，皮膚から臓器表面までの距離を測定した．局所解剖からみた体幹部背側の知識として，肺を損傷する可能性のある経穴は大杼～胆兪，肩外兪～陽綱，肩井，天髎，肩中兪などで，脾兪，胃兪および意舎，胃倉付近では，場合によっては肺あるいは肝臓を損傷する可能性もある．また，肓門，志室穴付近では腎臓を傷つける可能性がある（表2）．

表3は男女別・左右別に測定・調査した背腰部の経穴における皮膚から臓器までの距離の平均値$\bar{X}$と標準偏差SDである．図7はそれらを図示したもので，男性は□，女性は○，そのなかの数値は背腰部の経穴部位の危険な刺入深度を示す．

たとえば，右側の大杼穴⑥・⑤は，表3に示すように男性の右側大杼穴の危険な刺入深度の平均値が65.95 ± 10.57 mmであることから，⑥60 mm以上～70 mm未満と表記し，同様に，女性の右側大杼穴の危険な刺入深度の平均値が59.12 ± 11.65 mmにより，⑤50 mm以上～60 mm未満と表記した．すなわち，右側大杼穴では，男性は平均60 mm以上～70 mm未満，女性は50 mm以上～60 mm未満で肺に到達する可能性が大きいことを示している．

男性では，膀胱経2行線上の左右の譩譆，膈関，魂門，陽綱，意舎，左胃倉穴の深度が20 mm以上～30 mm未満と短く，女性では同じく膀胱経2行線上の左右神堂，左右譩譆，左膈関，左陽綱，左右意舎，左右胃倉穴の深度が20 mm以上～30 mm未満と短い．なかでも右膈関，左右魂門，右陽綱穴が10 mm以上～20 mm未満と最も短かった．第5胸椎から第12胸椎までの高さでは，膀胱経2行線付近は筋層が薄いので，刺入時に細心の注意が必要である．

表4は左右別に調査した胸部の経穴部位の危険な刺入深度であり，それを基に左側は□，右側は○，正中は◇で示し，そのなかの数値が各経穴部位での危険な刺入深度（図8）である．図8の右兪府穴②は，表4に示す右兪府穴の危険な刺入深度平均26.31 ± 6.38 mmから，危険な刺入深度20 mm以上～30 mm未満であることを示す．すなわち，右兪府穴では平均すると20 mm以上～30 mm未満で肺に到達する可能性がある．鎖骨より下の胸部の経穴においては，気戸穴以外は①10 mm以上～20 mm未満の間にあって特に短く，刺入時には特に細心の注意が必要である．

表2　今回測定した背腰部の経穴において損傷する可能性のある臓器

損傷臓器	肺	肺あるいは肝臓	腎臓
穴名	大杼～胆兪	脾兪，胃兪	肓門
	肩外兪～陽綱	意舎，胃倉	志室
	肩井，天髎，肩中兪		

表3 背腰部の経穴の危険な刺入深度（X平均値±SD標準偏差 mm）n＝51

穴名	男性(n＝21)		女性(n＝30)	
	左側	右側	左側	右側
大杼	65.98±13.07	65.95±10.57	62.37±11.61	59.12±11.65
風門	62.45±12.78	63.33±11.62	57.65±10.85	54.30± 7.76
肺兪	54.53±12.92	54.79±11.86	46.67± 8.86	46.58± 6.58
厥陰兪	44.25±11.41	46.04±10.17	40.25± 9.37	41.14±11.06
心兪	37.96±10.20	42.01±10.44	35.07± 8.14	37.91±10.34
督兪	33.32± 9.10	38.30± 9.75	32.28± 7.25※	36.40±12.45
膈兪	31.58± 8.84※	37.70±11.55	29.78± 7.81※	34.53±11.66
膵兪	31.13± 8.79※	37.96±10.73	30.40± 7.68	34.66±11.50
肝兪	32.57± 9.63※	38.56± 9.47	31.57± 7.65	34.11±11.72
胆兪	35.94±11.79	40.08±10.09	35.52± 9.58	33.50±11.07
脾兪	39.02±12.98	43.51±11.24	37.62±10.13	32.72± 7.76
胃兪	43.61±10.51	49.16±11.30	41.69± 7.67	40.25±11.01
肩外兪	55.69±14.95	59.82±12.27	55.15±13.23	52.11±10.97
附分	54.44±11.36	57.20±12.30	51.21±11.34	49.16±11.01
魄戸	46.41±11.55	50.23±10.56	42.43±11.07	41.52± 8.67
膏肓	36.70±11.00	39.89± 9.58	35.69±11.59	34.30± 7.35
神堂	30.28± 9.41	31.25± 9.09	28.28± 8.19	27.53± 7.11
譩譆	25.05± 8.63	25.87± 8.71	23.73± 6.78	21.42± 5.97
膈関	21.23± 7.74	22.07± 7.24	20.58± 5.54	19.15± 5.23
魂門	20.28± 5.79	20.82± 4.85	19.41± 4.47	18.54± 3.87
陽綱	20.83± 6.17	22.35± 6.22	20.14± 4.90	18.92± 3.68
意舎	23.41± 8.07	24.48± 7.27	22.00± 6.28	21.71± 4.54
胃倉	29.49±11.93	30.21±10.97	26.89± 7.62	26.74± 7.06
肓門	33.61±15.16	33.38±10.34	33.38±11.66	30.98± 9.26
志室	32.12±11.43	33.25± 8.28	34.67± 7.33	33.39±12.70
肩井	56.56±12.53	59.52± 9.88	55.35±10.87	55.19±11.61
天髎	62.24±14.34	63.29±10.14	58.53±12.03	57.25±11.40
肩中兪	61.11±14.73	59.84±11.09	57.79±12.15	54.66±10.06

左右の有意差 ※($P<0.05$)

3）正確な骨指標を使い，正確に取穴する

いくら刺入深度に気をつけても，正確な取穴ができないと意味がない．そのためには骨指標を正確にとることが必要となってくる（図9）．たとえば第7頸椎を取るときに，高さを誤って第6頸椎をとると，ひとつ上にずれる．もし指標が不正確な場合は，その指標の近くにある上または下の指標を使う．たとえば，肩甲棘の内端を結ぶ線を第3胸椎棘突起として，再度第7頸椎を確認する．

4）施術部位に適合した鍼を選び，正確で安全な刺入方向・刺入深度をとり，適切な刺入手技を行う

鍼は患者の施術部位にあった適切な太さ，長さを選択する．正確に経穴を取穴しても，正確で安全な刺入深度と刺入方向で，正確かつ安全な手技・施術ができないと気胸をおこす．適切な刺入深度と刺入角度

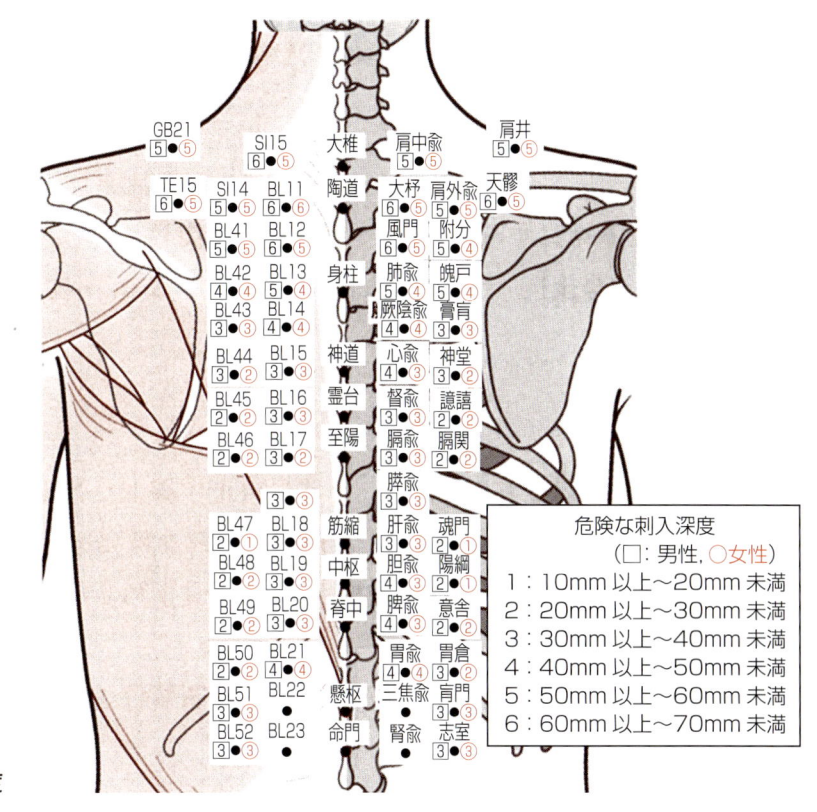

図7 背腰部の経穴の危険な刺入深度

表4 胸部の経穴の危険な刺入深度（X̄平均値±SD標準偏差 mm）n＝51

穴名	危険な刺入深度	
	左側	右側
兪府	26.75± 6.03	26.31± 6.38
彧中	14.31± 6.18	13.59± 6.24
神蔵	12.11± 7.21	11.87± 6.22
霊墟	13.08± 5.11	13.14± 5.34
神封	15.44± 5.41	14.41± 4.73
歩廊	17.64± 5.75	16.09± 4.52
欠盆	38.34±12.45	38.50±12.42
気戸	30.83±10.10	30.62±11.21
庫房	19.76± 8.96	18.66± 8.40
屋翳	16.35± 8.49	15.42± 7.34
膺窓	15.29± 8.31	14.74± 7.60
乳根	12.21± 4.96	13.93± 4.82
期門	12.81± 5.12	14.37± 5.21
日月	15.19± 4.18	15.81± 4.03
天池	15.48± 9.68	15.00± 7.40
淵腋	19.44±11.62	19.64±11.00
大包	18.70±10.11	18.19± 7.13
輒筋	16.51±10.08	16.50± 9.38
周栄	24.74± 9.32	24.70±10.28
胸郷	20.12± 9.00	19.77± 8.48
天渓	17.49± 9.43	17.26± 8.41
食竇	15.17± 9.30	16.86± 9.20
	男性n＝21	女性n＝30
天突	22.91± 7.97	24.59± 7.17

10　第Ⅰ部　鍼灸医療事故の現状とリスクマネジメント

危険な刺入深度
（□：左側，○：右側，◇：正中）
1：10mm以上～20mm未満
2：20mm以上～30mm未満
3：30mm以上～40mm未満

図8　胸部の経穴の危険な刺入深度

高さの基準
1. 乳様突起の下端を結ぶ線────
　　第1頸椎

2. 最も大きな頸椎棘突起────
　　第7頸椎棘突起（頸椎は頭部を回旋
　　すると動く）

3. 肩甲棘の内側端を結ぶ線────
　　第3胸椎棘突起（座位・立位で上肢
　　を下げ，肩甲骨を挙上させない）

4. 肩甲骨下角を結ぶ線────
　　第7胸椎棘突起（座位・立位で上肢
　　を下げ，肩甲骨を挙上させない）

5. 4と7の中点（両肘頭を結ぶ線）────
　　第12胸椎棘突起

6. 第12肋骨の先端を結ぶ線────
　　第2腰椎棘突起（下垂体型の場合は
　　不正確）

7. 腸骨稜の最頂部を結んだ線（ヤコ
　　ビー線）────
　　第4腰椎棘突起

8. 上後腸骨棘下縁を結んだ線────
　　第2正中仙骨稜

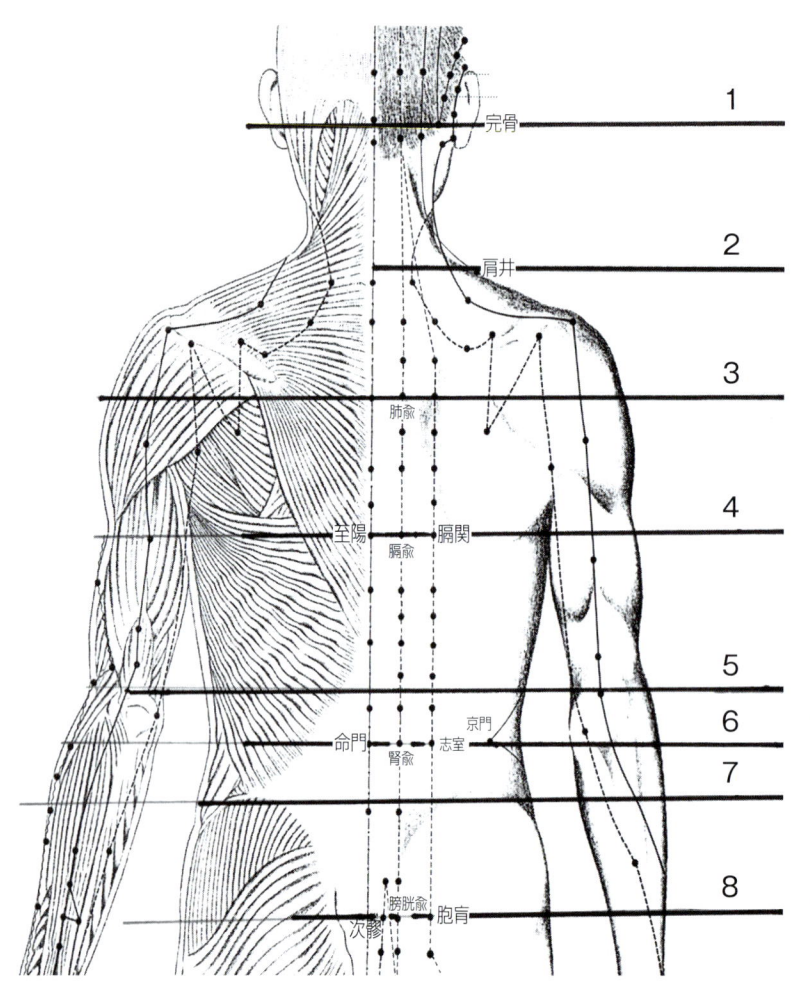

図9　背腰部における高さの基準

寸3用　　　　　　　　　　　　　　　寸6用

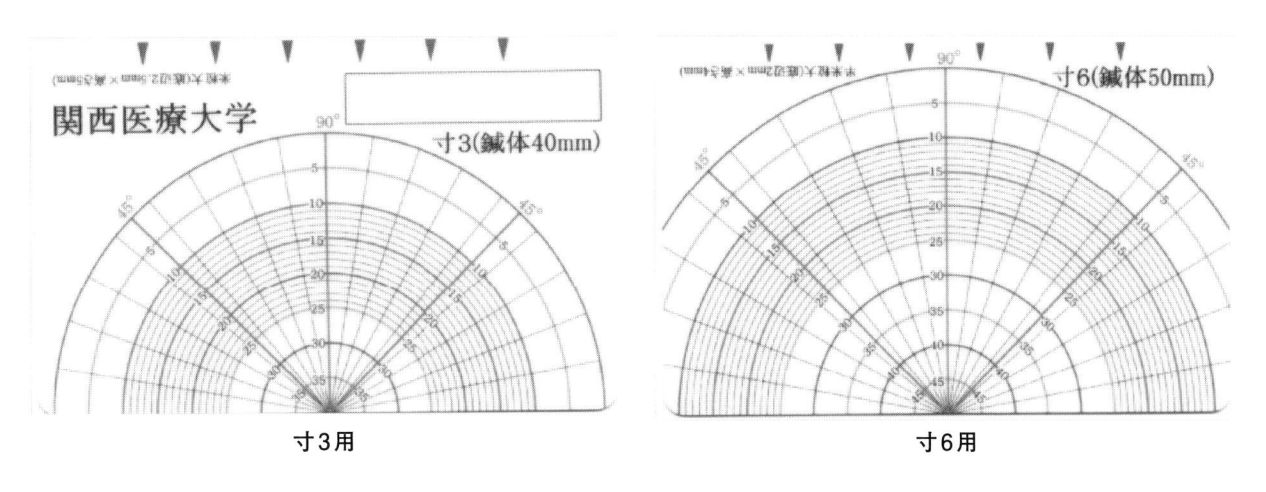

図10　鍼の刺入深度・角度の計測カード(表：寸3用，裏：寸6用)

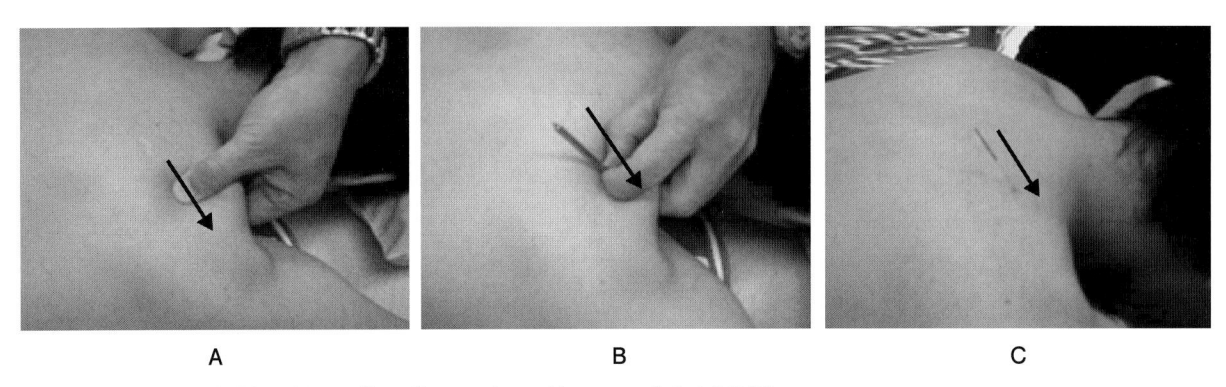

A　　　　　　　　　　B　　　　　　　　　　C

図11　僧帽筋中部線維(肩井穴など)の「つまみ押し手」による安全な刺鍼法

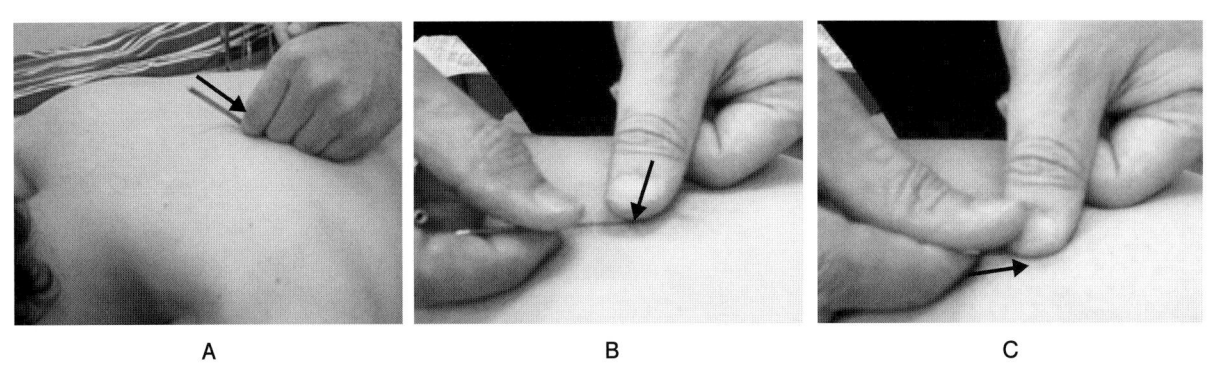

A　　　　　　　　　　B　　　　　　　　　　C

図12　正確に横刺する技術

が保たれ，さらに適切な刺入手技でないと危険である．特に強い雀啄，旋撚，回旋などの手技，およびパルス通電をする場合には十分な注意が必要となる．

① 押し手による過度の上下圧によって皮膚面が圧迫され，鍼がより深く刺入されることを考慮する必要がある．
② 押し手の左右圧の差による刺入方向のずれ(誤差)をなくす．
③ 刺入深度の確認：皮膚面上に残っている鍼体の長さから刺入深度がわかる．
④ 刺入角度の確認：正確な角度に横刺する技術を身につける．刺入後の角度を確認する．

　筆者らが考案した刺入深度・角度を測るための計測カード(図10，表裏で寸3用と寸6用がある)を使用し，正確に刺入されているかどうかを確認する．

⑤ タオルを，直刺した鍼の上にかけると鍼はタオルの重さでさらに深く刺入されるので注意する．
⑥ パルス通電による刺激により，さらに鍼が深く刺入されないように注意する．
⑦ 強い雀啄や旋撚などの乱暴な手技や，パルス通電などによる胸膜の開口部の拡大を防止する．
　　危険性がある部位では乱暴な雀啄・旋撚などの強刺激やパルス通電などの強い手技は行わない．施術部位にあった適切な思い通りの刺入ができる技術を十分に身につけておくことが大切である．
⑧ 僧帽筋中部線維（肩井穴付近）では「つまみ押し手」による安全な刺入を施す（図11）．
　　A. 患者は伏臥位で，術者は母指と中指で第7頸椎棘突起外側から肩峰部に向かって矢印方向に僧帽筋中部線維をつまみながら移動させていく．肩こりがあれば圧痛や硬結などが触知できる．
　　B. 圧痛や硬結が確認できれば，母指と中指はそのまま保持し，示指を移動させて「つまみ押し手」をつくる．僧帽筋を把握しながら，鍼管をベッドに対してやや頭方（上方：矢印方向）に向ける．
　　C.「つまみ押し手」を保持し，僧帽筋中部を把握しながら，鍼管をベッドに対してやや頭方（上方：矢印方向）に向けて刺入する．
⑨ 膀胱経2行線上や前胸部の経穴では，正確に横刺ができる（図12）．
　　A. 刺入方向（下方：矢印方向）に向けて斜刺で切皮を行い，鍼管を抜く．
　　B. 押し手の第1指（または第2指）で，皮膚上の鍼体部分を軽く矢印方向に押さえる．
　　C. 押し手で鍼体を軽く押さえながら，刺し手は鍼柄を持って旋撚（または送り込み）により刺入方向（下方：矢印方向）に向かって目的の深さまで刺入する．

▶気胸がおこった場合の対処法

　軽症例では「しばらくは胸部の痛みなどの症状はあるが，徐々に回復していく場合が多いこと」を説明し，安静にさせて早急に医療機関に同行して検査をしてもらう．医師の判断に従い処置をしてもらうが，安静療法で経過をみる場合は，何か変わったことがあればすぐに連絡するように依頼する．

　中等度以上では，両肺気胸のために死亡した症例もある．ショック状態が強くチアノーゼが現れたり，呼吸困難があり症状が悪化するようであれば，早急に処置が可能な医療機関に同行し，必要であれば胸腔ドレナージ術による持続的脱気（図6，p6参照）などを，重症例では胸腔鏡または開胸的外科手術を行う．

4. 折鍼・埋没した鍼

　種々の原因により，誤って鍼が患者の体内に残存した場合や鍼体が途中で折れた場合である．また，皮内鍼が折れ込んだもの，床に落ちていた鍼を踏んだもの，抜き忘れた鍼が折れたものなどがある．

　折鍼部位は腰部，下肢，殿部と腰殿部など，筋の比較的多くある部位で多くあったが，全身どこでも刺入する部位であればおこる可能性はある．

　なお，埋没鍼は一般的鍼灸療法ではなく，その危険性について改めて鍼灸師と患者に啓発すべきと考える．埋没された鍼が経時的にどのような経緯をとるのかは，条件により異なるので，体内に鍼を故意に残す埋没鍼による施術は絶対に行うべきではない．

▶折鍼をおこさないための予防法

1) ディスポーザブルのステンレス鍼を使い，使用上の注意を十分に理解し，必ず使用前に検査する

　特に鉄鍼や銀鍼・金鍼などと比べて，ステンレス鍼は比較的弾力もあり折れにくいが，金属疲労や電蝕があったり，傷があったり，曲がったり，鍼体と鍼柄との固定が不十分な不良な鍼は使用しない．そのために新品の鍼でも必ず使用前に検査する．使用する部位に合った，適切な太さ・長さの単回使用のステンレス鍼を選択する．

2）手技は慎重に行い，刺入は鍼体の2/3以内とする

手技は慎重に行い，強く捻鍼するなど乱暴な手技は行わない．また，直接神経に接触させて電撃痛を誘発させて急激な体動をおこさせないようにする．なお，鍼は鍼根まで深く刺入せず，刺入は鍼体の2/3以内とする．

3）インフォームド・コンセント

鍼刺激またはパルス通電を行う場合は十分に患者に説明して同意を得る．患者には楽な姿勢をとらせ，手足も含めて身体を動かさないように伝える．特に咳，クシャミ，急激な体動などについて注意しておく．もし咳，クシャミが出そうな場合はあらかじめ知らせるよう，インフォームド・コンセントを十分に行う．

なお，パルス通電の強さは気持のよい程度で，30分以内の通電時間が適当であるとされる．パルス通電にはディスポーザブルの直径0.2mm以上のステンレス鍼が望ましいとされてきたが，各メーカーの鍼の添付書には「すべての鍼についてパルス通電してもよい」とは記載されなくなっており，鍼は通電用としては認められていない．何か事故がおこれば，すべて自己責任となっている．安全なパルス刺激装置とそれを使用した通電が可能な鍼の供給が是非必要である．

4）抜鍼困難の場合は，ゆっくりと慎重に

抜鍼困難の場合は，途中で折れないように注意して，落ち着いて患者の筋の緊張をほぐしてリラックスさせ迎え鍼*を行う．そして，少し刺入するような気持ちでゆっくりと慎重に抜く．

> *迎え鍼：抜鍼困難となった鍼の周囲に新たに別の鍼を刺入し，筋の弛緩を促進させる目的で行う鍼．

▶折鍼をおこした場合の対処法

1）静かに落ち着いて対応する

大きな声で，「あっ」「しまった」など，患者に動揺を与えるような言動を発しない．もし，鍼体が見えるような状態であれば，できる限りピンセットや毛抜きを使用して，抜く努力をする．

2）すぐに患者に告知する

抜けない場合は，すぐに鍼が折れたことを患者に説明して，医療機関に連絡し，X線の撮影を依頼する．

しばらく痛みや違和感が残ったり，軽度の運動制限や腫脹がある場合には，過去の事例では時間経過に伴いほとんどは消失し，危険性が少ない場合が多いことなどを十分に説明し，患者の不安な精神状態を少しでも少なくさせるように努力をする．できれば，その部位をしっかりと油性マジックなどでマークする．

3）医療機関に同行する

折鍼した部位の筋をなるべく運動させないようにして，患者に付き添って速やかに医療機関に同行する．鍼が経時的にどのような経緯をとるか．すなわち折れた鍼が体内移動や体外への排出，または定着して硬結を発生させるのかなどについては，鍼の折れた部位や解剖学的な構造上の条件と鍼の材質，長さ・太さなどにより異なる．医師にその経緯を説明し，その処置は医師に委ねる．もし患者に同行できない場合はあらかじめ連絡を入れておき，後からでも医療機関にて詳しい説明を行い，その結果を聞きに行く．

4）患者との信頼関係を大切にする

その後の処置については医師の意見を聞き，患者と相談して対応する．患者との信頼関係が重要で，患者の意思を最大限尊重する．

5）鍼などの保存と経過の記録

気がついたことを経時的にメモをとり，記録として残しておく．使用した鍼などの証拠品は捨てないで保存しておく．

6）原因の解明についての検査システムの構築

折鍼事故の原因の解明については，事故をおこした鍼とそれと同一ロット番号の鍼および他のメーカー

の鍼との引張強度および透過電子顕微鏡による金属組織の観察を行い，比較検討する．

7）早期の補償問題などの解決

患者とは，鍼の摘出ができれば，落ち着いたころに示談交渉を行う．いずれにしても誠意を持って患者に対応することが大切である．

8）鍼灸賠償責任保険に加入しておく

あらかじめ鍼灸賠償責任保険に加入しておくことは最低限必要であるが，それにもまして，折鍼をおこさないための予防に力を注ぐことがより重要である．

5. 中枢神経・末梢神経・血管などの損傷

女性会社員（39歳）の左側風池穴に鍼をした後に，外傷性クモ膜下出血と診断された報告がある．寸6（長さ50 mm）の鍼では硬膜，クモ膜を貫き，約50 mmで延髄まで到達しうる．これ以上，長い鍼で刺入すると延髄損傷によって意識障害，呼吸停止などを呈し，死に至らしめる．したがって，鍼治療においては頭頸部の解剖学的構造を熟知し，用いる鍼を短い鍼（長さ30 mm以下）にし，より安全な鍼灸治療を行う．

▶神経や血管に損傷を与えないための予防法

1）神経や血管の走行部位と経穴の位置関係を知る

中枢神経に対する危険経穴としては瘂門，風府，大椎，風池，天柱などがある．

比較的大きな末梢神経上にある経穴としては，腕神経叢上の欠盆，筋皮神経上の天泉，正中神経上の天泉，曲沢，郄門，間使，内関，大陵，尺骨神経上の青霊，霊道，通里，陰郄，神門，小海，橈骨神経上の消濼，手五里，腰神経叢の大腿神経上の衝門，仙骨神経叢のなかでは坐骨神経上の環跳，承扶，殷門，総腓骨神経上の浮郄，委陽，陽陵泉，脛骨神経上の委中，合陽などがある．

心臓に対する危険な経穴としては膻中，左神封，左歩廊があり，比較的大きな血管上にある経穴では総頸動脈上の人迎，顔面動脈上の大迎，後頭動脈上の風池，完骨，浅側頭動脈上の和髎，聴宮，耳門，聴会，鎖骨下動脈上の欠盆，上肢では腋窩動脈上の気戸，極泉，雲門，上腕動脈上の天泉，青霊，曲沢，橈骨動脈上の太淵，経渠，尺骨動脈上の霊道，通里，陰郄，神門，下肢では大腿動脈上の箕門，衝門，足五里，陰廉，膝窩動脈上の委中，前脛骨動脈上の解渓，後脛骨動脈上の太渓，足背動脈上の太衝，衝陽などがある．

眼窩内刺鍼による内出血を起こす可能性がある部位としては睛明，承泣などがある．

2）正確な骨指標を使い，正確に取穴した経穴部位をとる
3）刺鍼技術を向上させ，正確で安全な刺入方向および刺入深度をとる

危険な刺入深度がわかれば，より安全な長さの短い鍼，より安全な細い鍼を選択する．また，危険な経穴部位では雀啄術，旋撚術，回旋術などの手技やパルス通電などの強刺激は行わない．もし，大きな神経や血管に損傷を与えた場合は，早急に医療機関に同行し，処置を依頼する必要がある．

6. 化膿・感染

1 ▶ 化膿とは

化膿菌感染によって起こる滲出性炎の一種で，黄色不透明な膿と呼ばれる滲出液の産生を特徴としている．組織内で好中球浸潤様式の差により，蜂窩織炎と膿瘍に分かれる．皮膚の化膿性病変の総称を膿皮症といい，ブドウ球菌，レンサ球菌，大腸菌，緑膿菌，枯草菌などの皮膚感染で起こる皮膚病を総称する．

化膿による過誤の原因（**図13**）としては，23件中4件が耳鍼で，6件が皮内鍼である．皮下に長期間置鍼することはなんらかの化膿菌に感染する可能性がより大きくなる．

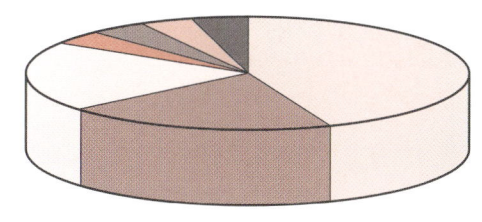

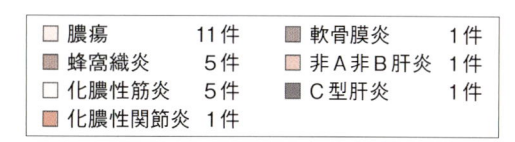

□ 膿瘍	11件	■ 軟骨膜炎	1件
□ 蜂窩織炎	5件	■ 非A非B肝炎	1件
□ 化膿性筋炎	5件	■ C型肝炎	1件
□ 化膿性関節炎	1件		

蜂窩織炎（蜂巣炎）：真皮から皮下組織にかけて疎性結合組織におけるびまん性進行性の急性化膿性炎症．
膿瘍：組織，臓器におこった化膿性炎の結果，限局性に好中球を主とした滲出物の蓄積がおこった状態．

図13　鍼による化膿・感染25件の原因別分類

▶化膿をおこさないための予防法

1) 術者の手指の消毒および施術部位の消毒を行う
2) 滅菌された単回使用のディスポーザブル鍼を使用する
3) 特に免疫力の低下した患者は要注意である

　糖尿病，リウマチ，悪性腫瘍，貧血，月経不順，栄養障害，腎臓疾患，肝臓疾患，アレルギー性疾患などを有する患者では免疫力が低下する．

4) 長期間置鍼する円皮鍼，皮内鍼は使用しない．また，これらの置鍼が必要な場合は置鍼後に下記の注意事項を十分に患者に説明し，同意を得る

　①入浴後，また多量の汗が出た後などにはすぐに抜鍼する．
　②かゆみ，痛み，何らかの違和感があればすぐに抜鍼する．
　③患者にはどこにいくつ置鍼するかを説明し，同意を得る．
　④長期間に亘（わた）って置鍼しないように注意する．

5) 関節腔内への鍼の刺入は行わない

　注射針や，鍼が関節腔内に入ると化膿性関節炎をおこす可能性がある．化膿性関節炎では急激な関節痛・熱感・腫脹をおこす．特に糖尿病など，易感染性になっている場合におこりやすい．原則として関節腔内に鍼を刺入する手技はできれば避ける．

　関節腔内に刺入される可能性がある経穴としては，肩関節では肩髃，肩髎，肘関節は曲沢，尺沢，小海，少海，曲池，天井，手関節は大陵，陽池，太淵，陽渓，股関節は環跳，膝関節では外膝眼，内膝眼，委中，委陽，足関節は解渓，中封などがあげられる．

　なお，化膿部位への消毒薬を用いての処置は医療行為であり，早急に医療機関に処置を依頼する．

2 ▶ 感染とは

　病原体が生体内に侵入，定着，増殖し，生体に何らかの病的変化を与えることをいう．鍼灸診療において，メチシリン耐性黄色ブドウ球菌（MRSA），劇症型A群レンサ球菌，C型肝炎ウイルス，B型肝炎ウイルスなどによる感染症が疑われている症例がある．しかし，鍼などの消毒，滅菌の状況について不明な点が多くて，鍼により感染したと明確なことは言えない場合もある．いずれにしても感染の疑いを持たれないようにするためには，鍼は単回使用の使い捨てのものを使用すると同時に，手指やその他の備品についても十分な消毒，滅菌が望まれる．

　予防法については化膿の予防と同様に行い，また，感染が疑われた場合は，早急に医療機関において処置を依頼する．

7. 脳循環不全による失神（いわゆる脳貧血）

▶ 原因と症状

　鍼治療が初めての患者で恐怖感をいだいている場合，睡眠不足，空腹時，疲労などで体調が悪い場合，刺激過剰や座位で後頸部や肩背部を刺鍼した場合などに，時によっては脳に行く血管が急激に収縮して脳虚血をおこし，顔面蒼白，四肢厥冷，冷汗，耳鳴り，難聴，悪心，嘔吐，眼前暗黒になり，一過性に意識を失う場合がある．

▶ いわゆる脳貧血をおこさないための予防法

1) 患者の鍼の治療歴，体調，感受性をあらかじめよく聞いて正しく把握しておく
2) 座位，立位での施術はさけ，できるだけゆったりとした姿勢で，できれば臥位で刺鍼する
3) 粗暴な手技をしない

▶ いわゆる脳貧血がおこった場合の対処法

1) 患者の頭を低くして，衣服をゆるめて寝かし，安静にしてしばらく様子を見る
2) 水溝穴をやや上向きに強く圧迫し，合谷穴，足三里穴などに返し鍼*を行う

　中医学的には厥証（人事不省と四肢の厥冷を示し，ショック，虚脱などによる失神），特に虚証の気厥，血厥による．百会・膻中・隠白に加えて気厥には神闕・足三里，血厥には関元を用いる．

3) チアノーゼや呼吸困難があれば，速やかに医療機関に同行して処置を依頼する

> *返し鍼：一過性の意識消失などにおいて，足三里，合谷などの四肢の経穴に刺鍼して意識の回復をはかるために行う鍼．

8. 関西医療大学付属鍼灸治療所におけるリスクマネジメント

　関西医療大学付属鍼灸治療所においては，鍼灸医療事故の防止のためのリスクマネジメントの一環として，学内LANを用いた電子メールによる有害事象情報の共有化を行っている．その概略を紹介する．

1 ▶ ヒヤリ・ハットなど情報システムの流れ

　ヒヤリ・ハット（インシデント・偶発事象・ニアミス）およびアクシデントは所定の記述式レポート（図14）を提出することとし，提出されたレポートはデータベースに登録後，スタッフ全員に対して，体験で得た教訓やアドバイスなども含めてメール配信を行う．これらの有害事象についてスタッフ全員が共通の認識を持ち，再発防止に役立つように努力している（図15）．

2 ▶ 鍼灸医療における事故防止の取り組み

　鍼灸臨床を行う施術者は，事故予防のために常に注意力を高めて業務を行うことが不可欠である．しかし，日常的に多忙な中で，完璧に事故防止のモチベーションを持続・維持するには限界がある．したがって，常日頃の活動として，鍼灸臨床現場において情報の共有化をはかり，医療事故に結びつく可能性のある諸問題について話し合い，組織としての取り組みを行い，研修会活動などを通して事故防止を図ることが重要になる．

1) 情報の収集と共有化

　鍼灸臨床の場でおこったインシデント，アクシデント情報を積極的に収集する．この情報をベースに，

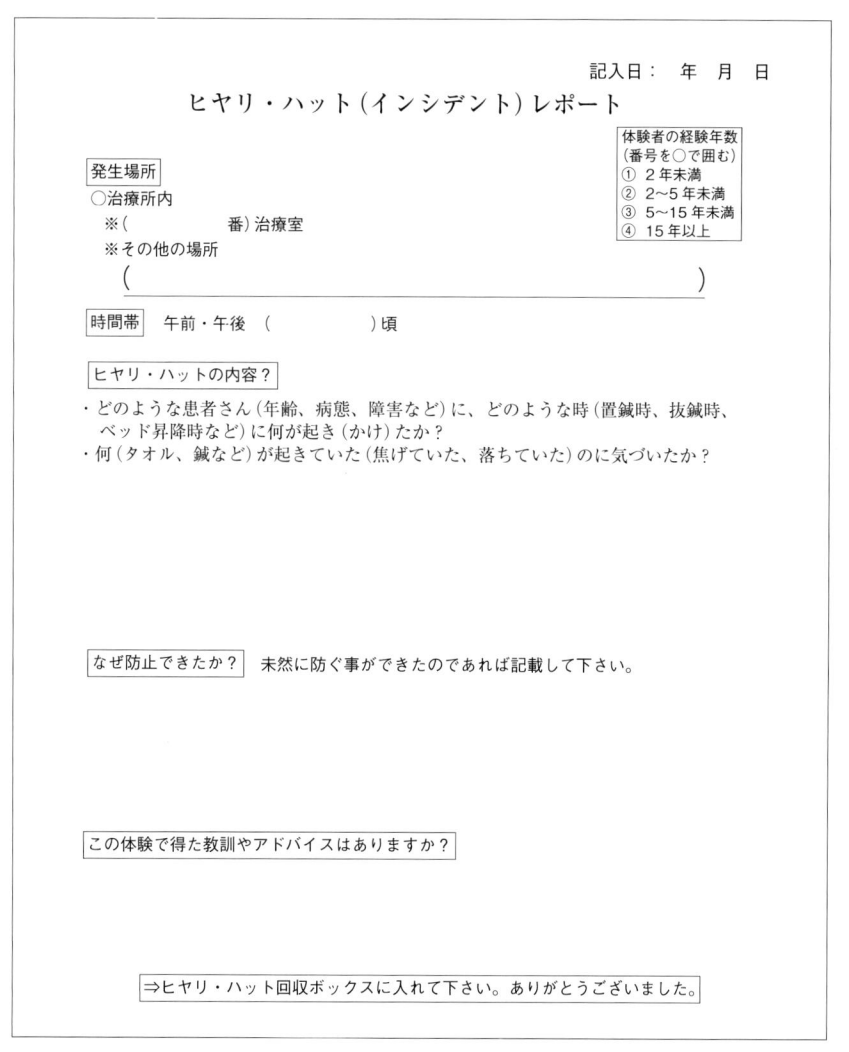

図14　ヒヤリ・ハット（インシデント）レポート

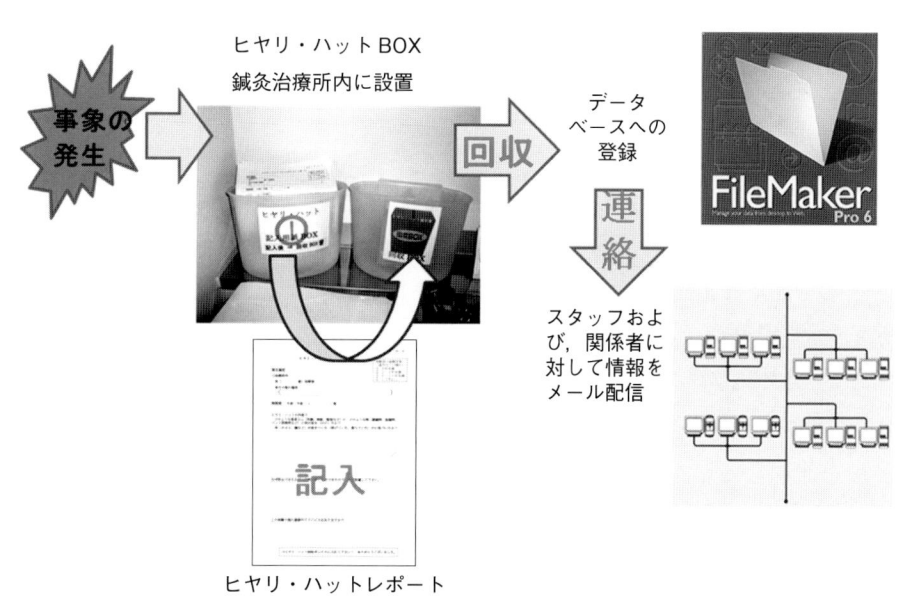

図15　ヒヤリ・ハット（インシデント）情報開示システムの流れ

それらの発生要因の分析や検討を行い，鍼灸医療事故の防止に十分に役立てる．
 1) 誤認識による場合で，行為を意図した段階ですでに生じている過誤は教育や研修によって防止できる（たとえば安全な刺入深度がわからずに深刺して気胸をおこした場合は教育や研修によって防止することができる）．
 2) うっかり・度忘れによる場合で，行為を実施する段階で生じる過誤はシステム要因の再検討と改善によって防止できる（たとえば鍼の抜き忘れなどでは鍼の本数をチェックするシステムを構築すれば防止することができる）．

2) システムとしての事故防止の取り組み

多くの鍼灸師は，これまでも事故防止に取り組んできている．しかし，その取り組みは一個人にとどまらず，組織的な事故防止の取り組みとしなければならない．このためには，事故防止の具体策を鍼灸のシステムの中で提案し，組織的な取り組みに発展させていかなければならない．

3) 鍼灸関係団体，鍼灸教育機関での研修会の実施

インシデントレポート，アクシデントレポートの内容を吟味して検討を加え，鍼灸臨床に即した実践的な再発予防のための研修会を，各関係団体において定期的に行う．

3 ▶ 鍼灸医療事故発生防止のための注意事項

 1) 鍼・鍼管，シャーレ，シーツ，枕，治療衣などの滅菌・消毒をする．なお，それらが使い捨ての場合は滅菌・消毒は不要であるが，手指，施術部位などの消毒は厳重に行う．
 2) 刺鍼，施灸技術をより向上させる．
 3) 断面解剖および疾病に関する知識を十分理解する．
 4) 治療道具，機器の保守点検と，正しい使用をする．
 5) 日頃より，患者との信頼関係を持っておく．
 6) 懇意な医療機関を持っておく．
 7) 鍼灸賠償責任保険に加入しておく．
 8) 有害事象のレポートとその情報開示システム(図14，15)の構築と，その情報を共有化する．
 9) あらかじめ有害事象発生時の対応システム(図16)を構築しておく．

1) 鍼灸治療前と治療中の注意事項

 1) 十分な診察を行い，問診表などで患者の状態を把握しておく．なお治療中の状態の変化にも注意する．
 2) 治療にあたり十分な説明と同意をとる(インフォームド・コンセント)．
 3) 適切なドーゼで慎重な治療を行い，乱暴な手技はしない．
 4) 患者のカルテ(施術録)を毎回作る．

2) 鍼灸医療事故がおこった後の注意事項

 1) 事故の詳細を記録しておく．
 2) 患者を怒らせない．患者の不満不平および主張を十分に聞く．
 3) 医療人として誠意ある態度で臨む．有害事象発生時の対応システム(図16)に従って，適切にかつ迅速に対処する．
 4) 信頼できる医療機関に患者を同行し，検査・処置を依頼する．
 5) 賠償責任保険会社に報告して，専門家に事後処理を依頼する．

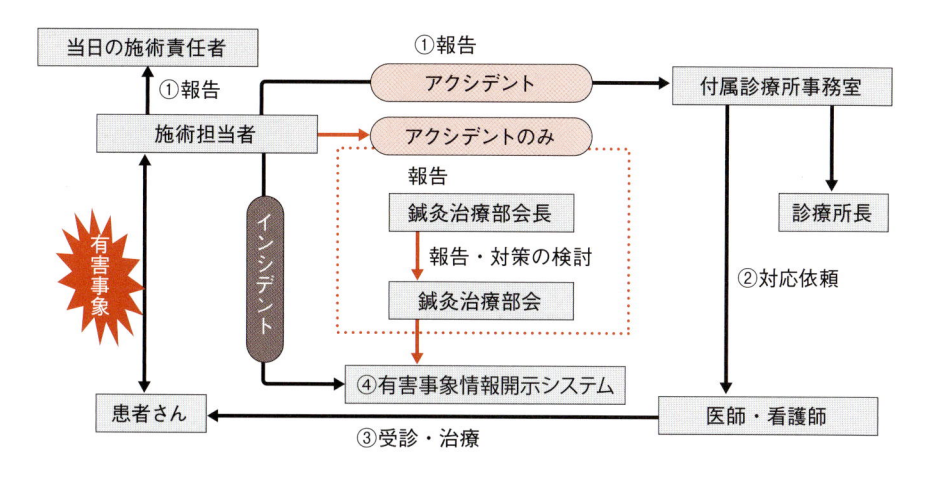

図16　関西医療大学付属鍼灸治療所における有害事象発生時の対応システム

> **臨床現場から　ガスがたまり，悶絶する**
>
> 患者さんの中には，体が疲労し胃腸の働きが悪い患者さんがいる．鍼灸治療によって，胃や腸の蠕動運動が良くなり，ガスが腹部に貯まることがある．治療中，ガスが貯まったり，便意を催したりしたら，治療を中断し，トイレに行けば良いが，妙齢の女性では，治療中にトイレに行きたいと言えず，ガスが貯まって悶絶してしまうこともある．治療者は，患者の心理や状況を察して，事を荒立てずに対処する．

6）患者には遺憾の意を表し，謝るべきときは素直に謝る．

　鍼灸医療事故をおこさないためには，人体の構造・働きに対する十分な知識を持ち，鍼灸の技術を磨き，普段から医療過誤について対策を心掛けておくことが重要で，また，患者との信頼関係を十分に保っておく．事故がおこってからの対処の仕方も適切，かつ迅速に行うことが要求される．

　今までに収集されたものや公表されたインシデント，アクシデントの事例をなるべく多く検討し，二重三重にも対策を講じて，同じような過ちを二度と繰り返さないように肝に銘じておく必要がある．

9. 関西医療大学付属鍼灸治療所における事故に関する報告

　2005年10月より関西医療大学鍼灸治療所における事故防止の取り組みとして，アクシデントを含むインシデントレポートの提出と情報のフィードバックによるリスクマネジメントを行っている．過去4年4カ月の状況について比較検討を行った．

　方法としては，鍼灸治療所のスタッフ21名が，治療中・治療後のインシデントを所定の記述式レポート（**図14**）に無記名で記入し提出する．

　2006年度（2006年4月から2007年3月まで）の治療回数6,149回に対して有害事象の報告件数23件（発生率0.37％），そのうちインシデントは21件（発生率0.34％），アクシデントが2件（発生率0.03％）であり，2007年度は治療回数6,998回に対して有害事象の報告件数28件（発生率0.40％），そのうちインシデントは26件（発生率0.37％），アクシデントが2件（発生率0.03％）であった．2008年度は治療回数7,060回中，有害事象の報告件数33件（発生率0.47％），そのうちインシデントは29件（発生率0.41％），アクシデ

> **臨床現場から** 　**左右を間違える**
>
> 　人間の記憶ほど不確かなものはない．特に忙しい場合，カルテで症状を確認しないで治療し，間が悪い思いをした．60歳代の女性患者さんで，右膝関節痛を訴えて来院されたが，勝手に左関節の痛みと思い込み，鍼灸治療し「はい，今日はこれで良いですよ」と言ったところ，患者さんが申し訳なさそうに，「先生，痛いのは右膝ですが」と言われたことがある．治療者としての自覚のなさと患者さんの優しさを体験した．

ントは4件（発生率0.06％）となり，2009年度は治療回数6,323回に対して有害事象の報告件数19件（発生率0.30％），そのうちインシデントは18件（発生率0.28％），アクシデントが1件（発生率0.02％）であった．2010年度は4カ月の治療回数2,064回に対して有害事象の報告件数8件（発生率0.38％），その内インシデントは8件（発生率0.38％），アクシデントが0件（発生率0％）となっている（**表5**，**図17**，**18**）．有害事象の報告件数およびインシデントの発生率は多少の増減はあるが減少しているとは言えない．

　なお，レポートはほとんどが患者に対する有害事象の報告が大部分で，施術者自身に対する有害事象報告は1件のみであった．

　今までに発生した9件のアクシデントの報告では，折鍼が1件，いわゆる脳貧血1件，痙攣1件，鍼刺し事故1件で，灸による火傷2件，超音波治療器による火傷1件，術後の痺れが1件，ベッドからの転倒1件であった．

1 ▶ 鍼に関する報告

　「折鍼」の場合は他の病院で摘出手術を行い，「いわゆる脳貧血」，「痙攣」（持病として糖尿病，高血圧，高血糖があった患者）は付属診療所で対応した．「鍼刺し事故」は，実習学生が患者の円皮鍼付きマグネットを取りはずしたときに起きた事象で，その後，付属診療所にて血液検査を行った．「落鍼」は床やベッドなどのどこかに鍼または鍼管が落ちていた場合で，顔の上に鍼を落とした場合は特に「顔への落鍼」として区別した．「誤廃棄」とは，鍼を医療廃棄物容器に廃棄せず一般ゴミ容器に廃棄した場合である．また，「鍼をクリーニングへ」は，ポケットに入れた鍼をそのままクリーニングに出してしまった例である（**図19**）．

　重篤な組織損傷を引き起こす可能性のある「抜鍼忘れ」と，それを引き起こす要因となると考えられる「落鍼」「顔への落鍼」の年間合計報告数に占める割合は，2006年度では16/23件（69.5％）と年間の報告数の7割を占めている．2007年度は19/28件（67.9％），2008年度は18/33件（54.5％），2009年度は12/19件（63.2％），2010年度は5/18件（62.5％）で，約5年間の推移をみても大きな変化はなく6割程度あった（**表6**）．一部の鍼灸師かもしれないが，鍼の本数に関する管理の認識が不足していると思われる．

▶ 鍼の抜き忘れについて

抜鍼忘れの発見時期と抜鍼忘れの部位

　「抜鍼忘れ」の件数は2006年度4件（発生率0.07％），2007年度4件（発生率0.06％），2008年度5件（発生率0.07％），2009年度2件（発生率0.03％）とやや減少したかと思えたが，2010年度はすでに3件（発生率0.14％）発生し，発生率は減少していない（**表6**）．

　2006年度は治療終了後の発見が5件，2007年度は4件あったが，2008年度は治療終了時までに発見されたのが4件で，治療終了後の発見が1件と減少し，2009年度も治療終了時までに見つかった場合が2件あり，2010年度になって，治療終了後の発見がすでに3件となっている（**表7**）．

表5 4年4カ月のインシデント・アクシデントの発生の比較

年度	期間	治療回数	※報告件数	発生率
2006年度	4月～翌年3月	6,149回	21件	0.34%
			2件	0.03%
2007年度	4月～翌年3月	6,998回	26件	0.37%
			2件	0.03%
2008年度	4月～翌年3月	7,060回	29件	0.41%
			4件	0.06%
2009年度	4月～翌年3月	6,323回	18件	0.28%
			1件	0.02%
2010年度	4月～7月（4カ月間）	2,084回	8件	0.38%
			0件	0.00%

※報告件数　上段はインシデント件数　下段はアクシデント件数

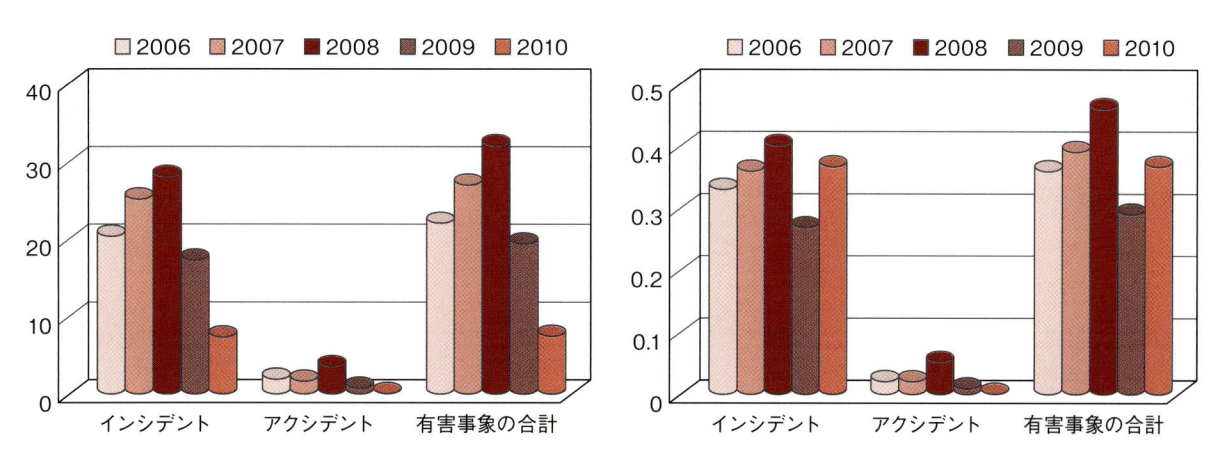

図17　インシデント・アクシデントの発生件数とその推移

図18　インシデント・アクシデントの発生率とその推移

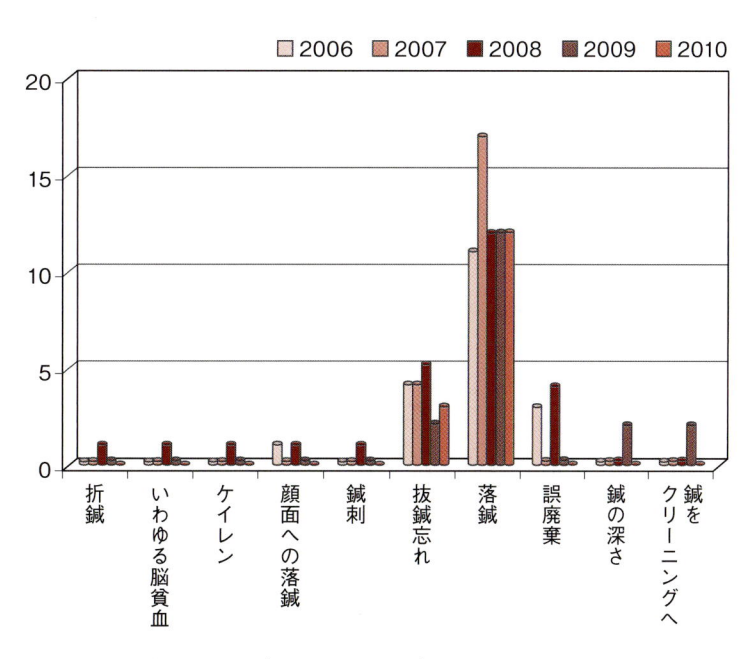

図19　鍼のインシデント・アクシデントの発生件数とその推移

表6　4年4カ月の抜鍼忘れ・落鍼の報告件数の推移

主な 報告内容	2006年度		2007年度		2008年度		2009年度		2010年度(4カ月)	
	件数	発生率	件数	発生率	件数	発生率	件数	発生率	件数	発生率
抜鍼忘れ	4	0.07%	4	0.06%	5	0.07%	2	0.03%	3	0.14%
落鍼	11	0.18%	15	0.21%	12	0.17%	10	0.16%	2	0.10%
顔への落鍼	1	0.02%	0	0%	1	0.01%	0	0%	0	0%
上記3つの合計数	16	0.26%	19	0.27%	18	0.25%	12	0.19%	5	0.24%
有害事象の全報告件数	23	0.37%	28	0.40%	33	0.47%	19	0.30%	8	0.38%

　頭部5(百会1，足運感区*1)・顔面部1(水溝1)・肩部2(肩井1)・前腕部2(曲池1)・腰部1・殿部1・大腿部1・膝窩部(委中)1・衣服に付着2・部位未記入1・不明1であった(**図20**).

　なお，抜き忘れた部位としては事例が少なく明確ではないが，毛髪で鍼が見えにくい頭部や衣服によって見えにくくなる部位が多いのではないかと考えられる.

> *足運感区：焦順発の頭皮鍼の刺激区の一つ．感覚区上点より1cm後方の点の左右1cmの点より前方1〜3cmの前後正中線に平行する線．

▶抜鍼忘れの防止対策

①頭部毛髪部や衣服などで見えにくい部位には，刺した鍼柄にリボン付きクリップなどで目印を付ける(**図21**).

②使用(開封)した鍼などの本数をカルテまたはチェック表(**表8**)などに記入する(正の文字を使用し，追加できるようにする).

臨床現場から　置鍼の抜き忘れの連絡注意

　鍼灸治療後，百会穴へ置鍼した鍼を抜いたかどうか不安になり，患者宅に電話をした．本人が留守で，母親に「頭に刺した鍼を抜き忘れたかもしれません」と鍼の抜き忘れについて説明したが，その説明の仕方が悪く，頭の中に鍼を忘れたと受け取られてしまい，母親を慌てさせた．母親の誤解を解くのにかかった時間は5分ほどであったが，すごく長い時間だった印象がある．エネルギーを費やしたのは言うまでもない．こちらも一瞬冷や汗をかいた．

　抜け鍼の防止：使用した鍼の本数の確認と，無用な誤解を生じさせないよう連絡は本人にする．第三者を介在させない．

臨床現場から　置鍼の抜き忘れにはご用心

　多忙なとき，仰臥位で手足の三里，合谷，太衝，中脘，天枢に置鍼した後，助手に抜鍼を依頼するとともに伏臥位になるように指示した．伏臥位での治療が終わり，再度，仰臥位をとるように指示してびっくりした．仰臥位の腹部をみると，中脘，天枢への鍼の抜き忘れがあり，40mmの鍼の鍼体全部が体内に入っていた．一瞬冷や汗をかく．助手へは置鍼した部位の確実な伝達が必要であることを感じた．

表7 抜鍼忘れの内訳

発見場所 年度	治療室内			治療所受付	自宅
	治療中の体位変換時	治療の終了時	着替え中		
2006年度	0	0	1 頭部	2 頭部	1 着衣に付着
2007年度	0	0	3 頭部，委中 曲池	0	1 殿部
2008年度	2 水溝：円皮鍼 部位未記入	2 肩井，前腕	0	0	1 着衣に付着
2009年度		2 部位不明，百会			
2010年度					3 足運感区，肩部，腰部

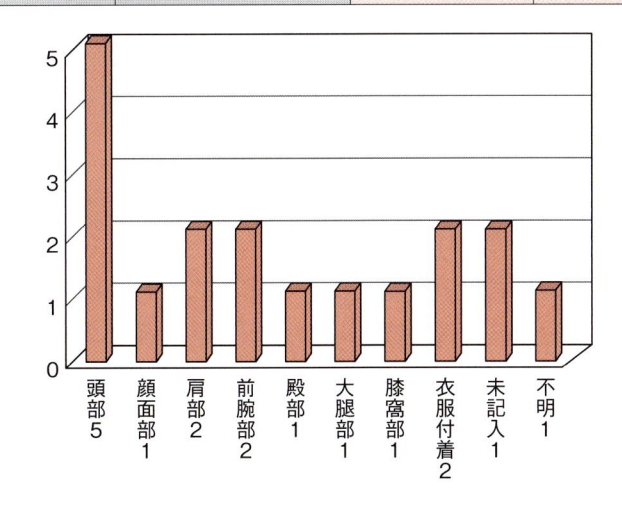

図20 抜鍼忘れの部位

頭部 5／顔面部 1／肩部 2／前腕部 2／殿部 1／大腿部 1／膝窩部 1／衣服付着 2／未記入 1／不明 1

表8 鍼などの本数チェック表

鍼のチェック表　　　施術日　年　月　日
患者名（　　　）　施術者名（　　　）確認者名（　　　）
使用(開封)した鍼の本数　残留した鍼の本数　　使用(残留)した鍼管の本数　使用(残留)した鍼管ケースの本数
1寸　　（　正　）　　　　　（　5　）　　　　　　（　5　）　　　　　　　（　5　）
寸3　　（　　　）　　　　　（　　　）　　　　　　（　　　）　　　　　　　（　　　）
寸6　　（　正一）　　　　　（　6　）　　　　　　（　6　）　　　　　　　（　6　）
2寸　　（　　　）　　　　　（　　　）　　　　　　（　　　）　　　　　　　（　　　）
1）見えにくい部位には目印を付ける． 2）刺入した者が鍼を抜く． 3）本数については声を出して確認する． 4）他人の確認を受ける． 5）確認が終了するまですべて廃棄しないこと．数が一致しなければ徹底して捜す．

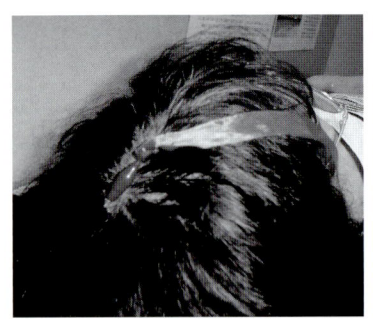

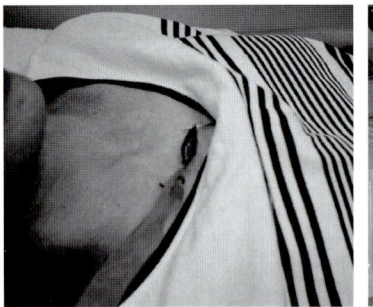

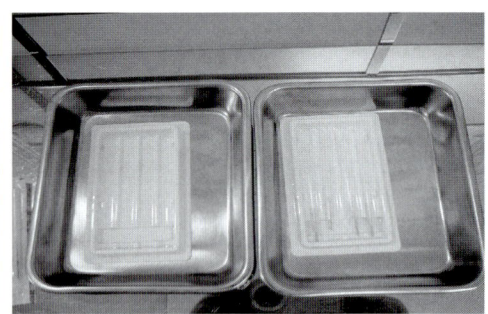

図21　リボン付きクリップなどによる目印　　　図22　シャーレと小バッド

③ 鍼や鍼管を入れるシャーレは小バッド（**図22**）に入れて，シャーレから鍼や鍼管がこぼれ落ちないようにする．
④ 原則として刺入した者が鍼を抜く．
⑤ 使用した本数と残留した本数については声を出して確認する．
⑥ 終了時に，使用した鍼の本数と，残留した鍼，鍼管，包装ケースの各々4つの数を再度確認し，チェック表（**表8**）に記入する．
⑦ さらに他の人の確認を受ける．
⑧ 数値の確認が終了するまで鍼，鍼管，包装ケースなどすべてを廃棄しない．
⑨ 数値が一致しなければ徹底して捜す．

　基本的なミスで刺入時や抜鍼時の鍼の数のかぞえ違いがあると意味がないので，何重にも厳重なチェックシステムを確立させ，実際に実行することが最善の防止策である．

　施術者によっては独自の「チェック表」の利用，「使用した鍼の重さを前後で正確に測定する」「使用した鍼は必ず鍼管に返し，最後に確認を行っている」など，種々の方法が実施されている．しかし，使用鍼数と鍼管数のチェック方法は施術者に一任しているため，忙しいために実行されなかったり，チェックが不十分なケースが起きている．さらに確認時に声をだす，他人の確認を受けるなど，さらに厳重な統一したチェックシステムを確立させる必要がある．

　鍼の抜き忘れが発生した場合に，抜き忘れた鍼灸師を責めるのではなく，刺した鍼と抜いた鍼の数が同じであることを確かめないで施術を終了することを容認している環境に問題があると捉えるべきである．ディスポーザブルの毫鍼を使うのであれば，残された鍼管と抜いた鍼と包装ケースの数を照合し，相違がないかを確認するルールを徹底するといった管理システムの改善が有効である．

▶落鍼の再発防止対策

　発見された場所から推測すると，床が45件（69.2％），ベッド・タオルが16件（24.6％）と大部分を占める（**表9**）．落ちていた鍼の種類は59件（90.8％）が毫鍼で，6件（9.2％）が皮内鍼であった（**表10**）．毫鍼は置き忘れたか落としたか，落としたことを失念した可能性が高い．抜鍼忘れの防止のための鍼の本数チェックが完全に実行されれば，落鍼は防止できる．

① 鍼は小バッドに入れたシャーレにしっかりと入れ，鍼を落とさないようにし，もし落としたと気づいた場合はすぐに探す．
② 治療終了時に「チェック表」を用いて，鍼と鍼管と包装ケースの数を確認し，一致しない場合は徹底して探すことを実行すれば，多くは防止できる．
③ 皮内鍼のように小さい場合は紛失すれば見つけだすのは非常に難しいので，皮内鍼はピンセットでしっかりと把握して，落とさないように注意することが大切である．

表9　落鍼の発見された場所

発見された場所	2005.10〜2008.1	2008.2〜2010.8	合計
床	21件	24件	45件(69.2%)
ベッド・タオル	11件	5件	16件(24.6%)
机	1件	0件	1件(1.5%)
患者の衣類	1件	0件	1件(1.5%)
(顔面部)	1件	1件	2件(3.0%)
合計	35件	30件	65件

表10　落ちていた鍼の種類

鍼の種類	2005.10〜2008.1	2008.2〜2010.8	合計
毫鍼	30件	29件	59件(90.8%)
皮内鍼	5件	1件	6件(9.2%)
合計	35件	30件	65件

④ 顔の上に鍼を落とすことは，もし目に入ることがあれば非常に危険である．危険防止のために，顔の上では鍼管操作は行ってはいけない．

2 ▶ 灸に関する報告

灸に関連する報告(図23)では，温灸をした翌日に発生した痒み(艾の成分を圧縮させた灸のタールによるアレルギー)，落灰，灸頭鍼の艾の落下による火傷，アルコール綿花への引火による火傷，温灸による火傷(水疱)，灸廃棄容器内でのボヤ(すべて棒灸による)，棒灸や線香による落灰が比較的多いと思われる．

▶灸頭鍼では燃焼中の艾の落下による火傷に対する予防

灸頭鍼をする場合は，インフォームド・コンセントを十分に行い，施灸の同意を得れば，手足や身体を動かさないこと，また，大きな声で笑ったり，居眠りしないように注意をする．咳・クシャミなどが出そうになれば，あらかじめ教えてもらうようにする．常に患者の近くにいて，水でぬらした綿花を持って，いつでも対応できるように準備しておく．もし，灰が落ちた場合は瞬時に艾を払い除けるが，その方向にもさらなる注意を払う必要がある．

▶アルコール綿花への引火による火傷に対する予防

灸頭鍼の灰を処理する場合などにおいて，水で濡らした綿花を使用し，アルコール綿花を用いてはならない．なお研修会や教育の場においては，アルコール綿花に火を近づければ激しく燃えることを実際に行い，再度認識させるとよい．さらにアルコール綿花にクロルヘキシジン製剤(商品名 5%ヒビテン液)などで薄く着色して，水で濡らした綿花と色分けさせてはっきりと区別することも一つの方策でもある．

なお，火傷の処置として，氷や流水で冷やすのはよいが，消毒薬や馬油を塗るなどの処置はせずに，医師に処置を任すべきである．

▶衣服などを焦がさないための防止対策

間接灸(福寿香，釜屋ミニ，棒灸など)，灸頭鍼および線香などにより，衣服，シーツ，タオルなどを焦がすケースが報告されている(表11)．

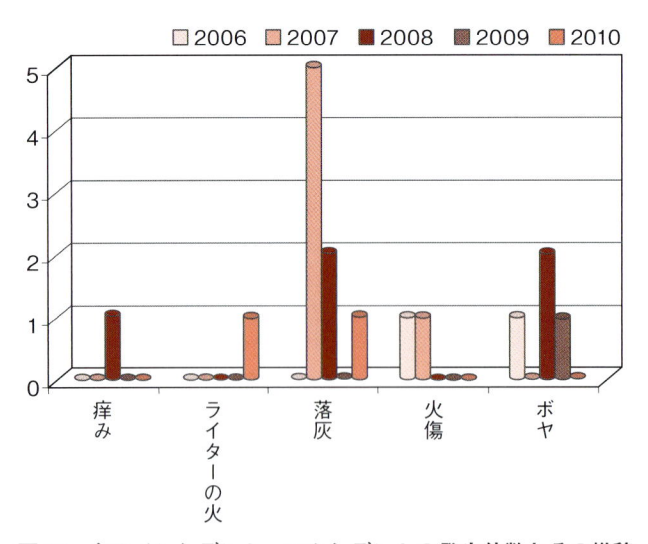

図23 灸のインシデント・アクシデントの発生件数とその推移

表11 焦がすなど事象からの分析

原因物質	焦がした部位
福寿香	床・治療衣・タオル
釜屋ミニ	タオル
棒灸	シーツ・灸用廃棄容器内の廃棄物
灸頭鍼	治療衣
線香	タオル

　火を使用した場合には，衣服やシーツ・タオルなどを焦がさないように注意をする．また床に落とさないようにし，落とした場合は水で濡らした綿花などを準備して，すぐにつかみ取る．治療中は常に患者の近くにいて，患者の動きによって衣服やタオルがずれてこないように注意する．
　ボヤの防止対策としては，灸用廃棄容器に捨てるものは完全に消火したかを十分に確認してから廃棄することを徹底させる必要があり，また，落灰の防止対策としては，灰が落ちそうになる前にこまめに灰皿の上で叩いて落としておくことが必要である．

3 ▶ 鍼灸以外のインシデント・アクシデントの報告

　超音波治療器による火傷（プローブ接続ミスで加熱），施術後に帰宅してから痺れがおこり，翌日の検査で脳の異常所見が見つかる（脳下垂体腫瘍の可能性）．着替え中の椅子からの転倒，治療室内移動時に遠赤外線治療器に衝突（外傷なし），体位変換時のベッドからの転落，その他，遠赤外線治療器のスイッチ切り忘れで壁の加熱などが報告された（図24）．

▶超音波による火傷に対する予防

　超音波本体に接続する大小2本のプローグの接続を誤って反対に接続したため，出力が上がり，プローグが加熱された．フェイル・セーフの必要性とともに使用方法を熟知していれば防止できたと思われ，使用方法については使用者全員に周知徹底しておく．

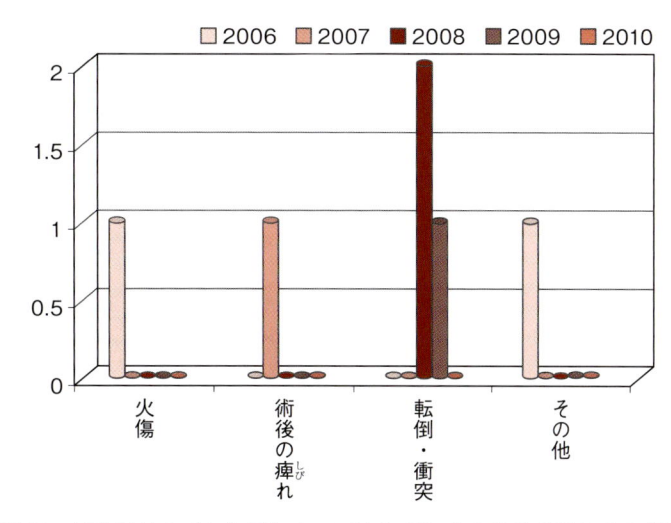

図24　鍼灸以外のインシデント・アクシデントの発生件数とその推移

> **臨床現場から**　**百会穴の刺鍼には注意**
>
> 　百会穴には，頭痛や不眠，および疼痛閾値を上げる作用を期待して，刺鍼や置鍼することがある．肩こりと不眠を訴えた，上品な60歳代の女性に，百会に置鍼した．3回目の治療のとき，髪の毛がおかしいと気がついた．心の中で「やばいカツラや」と叫んだ．患者さんは患者さんで，カツラですとも言えず，治療者もいまさらカツラですかとは聞けない．お互い知らないふりをした．それ以後，百会への鍼は好きであるが，カツラの有無には注意を払っている．

参考文献
1) 山内桂子，山内隆久：医療事故．朝日新聞社，2000．
2) コーン L.・他／医学ジャーナリスト協会・訳：人は誰でも間違える―より安全な医療システムを目指して―．日本評論社，2000．
3) 尾崎昭弘，坂本　歩／鍼灸安全性委員会：鍼灸医療安全対策マニュアル．医歯薬出版，2010．
4) 尾崎昭弘，坂本　歩／鍼灸安全性委員会：鍼灸医療安全ガイドライン．医歯薬出版，2007．
5) （社）全日本鍼灸学会研究部安全性委員会：臨床で知っておきたい　鍼灸安全の知識．医道の日本社，2009．
6) 藤原義文：鍼灸マッサージに於ける医療過誤　現場からの報告．山王商事出版部，2006．

用語の解説

●有害事象（adverse events）とは

有害事象とは「因果関係が証明されているかどうかにかかわらず，治療中または治療後に発生した好ましくない医療上の出来事」と定義されている．

この定義は薬剤の臨床評価における定義に準拠したもので，有害事象には，鍼の生理学的機序によっておこった副作用（有害反応）や鍼師がおこした医療過誤だけでなく，鍼が原因であると疑われただけの症状や事故や，天災などによる不可抗力による場合も含まれている．なお，副作用とは治療によって意図せずに生じた疲労感，皮下出血，眠気などの好ましくない生体反応である．

●ヒヤリ・ハット（インシデント：incident・偶発事象，ニアミス）

医師や看護師がミスをしそうになるなどして，「ヒヤリ」あるいは「ハッ」としたような事例をいう．「誤った医療行為が患者に実施される前に発見された事例」「誤った医療行為が実施されてしまったが，結果として患者に影響を及ぼすことがなかったか，または患者への影響がわずかで，治療の必要がない事例」である．

●医療事故（アクシデント：accident）

医療に関わる場所で，医療の全過程において発生するすべての人身事故で，医療従事者の過誤，過失の有無を問わないとされている．このなかには，死亡，生命の危険，身体的被害および苦痛，不安などの精神的被害が生じた場合，患者の転倒・負傷といった医療行為が直接関係ないもの，医療従事者に被害が生じたものも含む．アクシデントは主に「誤った医療行為が患者に実施され，患者への影響があり，実害が発生し，治療が必要であるとされた事例」である．

インシデント・アクシデントの基準

レベル	間違い	実行	患者への影響	実害（治療等）	
0	+	−	−	−	
1	+	+	±	−	
2	+	+	+	±	（検査のみ）
3	+	+	++	+	（治療）
4	+	+	++	++	（障害は一生）
5	+	+	+++	+++	（死亡）

インシデントはレベル2まで，レベル3（患者への影響が++，実害が+）以上はアクシデント
（「医療事故防止のリスク・マネジメント」ぱる出版より）

●医事紛争とは

医療事故に関連して患者側が医療関係者にクレームをつけること．医療事故には医療関係者の過失によるものもあるが，不可抗力的な事故もあり，医療関係者の責任が問われないものもある．

●医療訴訟とは

簡易裁判所に，主に発生した損害の有無および額が主要な争点となる民事訴訟を申し立てることである．広義では，業務上過失致死傷罪の罪名のもと，医療行為上の過失の刑事責任が問われる刑事訴訟の場合も含む．また，訴訟とは異なり調停委員会に調停を申し立てるのが調停である．さらに，示談とは利害関係者がお互いに歩みより，話し合いで交渉を進める方法である．

●医療過誤とは

医療事故の一類型であって医療従事者が医療の遂行において，医療的準則に違反して患者に被害

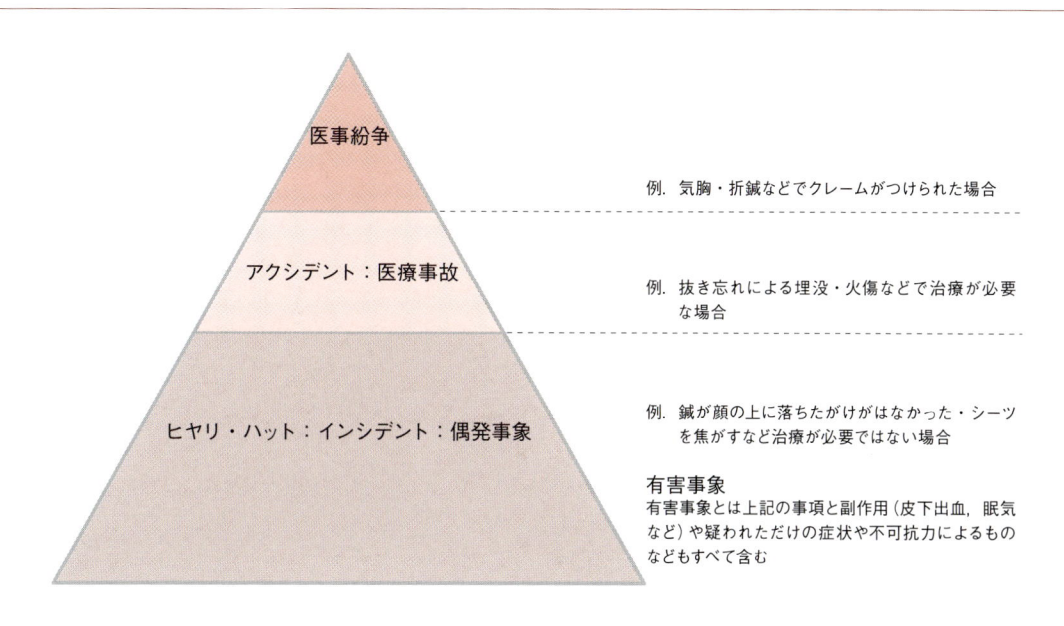

```
         医事紛争
      アクシデント：医療事故         例．気胸・折鍼などでクレームがつけられた場合

                                  例．抜き忘れによる埋没・火傷などで治療が必要
                                     な場合

 ヒヤリ・ハット：インシデント：偶発事象   例．鍼が顔の上に落ちたがけがはなかった・シーツ
                                     を焦がすなど治療が必要ではない場合
                                  有害事象
                                  有害事象とは上記の事項と副作用（皮下出血，眠気
                                  など）や疑われただけの症状や不可抗力によるもの
                                  などもすべて含む
```

医事紛争，医療事故，ヒヤリ・ハット，有害事象の関係

を発生させた行為をいう．俗に「医療ミス」ともいわれ，医事紛争がおこり，医療者側に故意や過失があった場合で，人為的に回避可能なものをいう．

● **リスクマネジメント（risk management）**

　リスクとは一般に「危険」の意味．具体的には事故発生の条件，事情，状況，要因，環境，事故発生の可能性，もしくは事故を指す．マネジメントは，管理，操作や処理などの意味である．

　リスクマネジメントはリスク管理の意味であり，医療では「事故の防止対策」の意味で用いられる．リスクは，事故の発生の可能性から発生によりもたらされる損失までを含む．

　これらのことから，リスクマネジメントは，これからおこるかもしれない事故の発生をできるだけ低くするため，顕在的または潜在的なリスクを抽出し，適切な方法・手段によって，リスクのコントロールを行うことと解されている．その目的は，事故防止活動などを通じて組織の損失を最小に抑え，「医療の質を保証する」ことである．

　リスクマネジメントは，①「リスクの把握」，②「リスクの分析」，③「リスクへの対応」，④「対応の評価とそのフィードバック」という一連のプロセスとして捉えられる．

● **ハインリッヒ（Heinrich）の法則**

　労働災害の事例の統計に応用されている法則で，死亡・重症事故1件に対して重大事故に至る深刻な危機はその30倍あり，通常の危機は300倍あると推測されている．

● **フェイル・セーフ（Fail-safe）**

　故障を起こしたときの安全保障装置のことである．

　なんらかの装置，システムが誤動作した場合，安全側に制御すること，または，そうなるような設計手法で，信頼性設計の一つ．たとえば，パルス通電を行う場合に，誤って出力の調整スイッチを上げたまま，タイマーを回したとしても，通電されないように作られており，急激な通電刺激が行われないような仕組みをいう．このため，誤操作がなされても通電を止めるような故障モードに自動的に（自然に）落とし込むような設計思想がフェイル・セーフとなる．

第Ⅱ部 危険経穴の断面解剖アトラス

　本書では，今までに発生した鍼灸医療事故の症例の中から，臓器の構造，大きさ，位置などの認識，経穴の位置や取り方，刺入方法（手技，方向，深度など），刺鍼技術などに問題があっておこる重要臓器への傷害を防止するために，眼球，中枢神経（脳・脊髄），気管，肺，心臓，肝臓，脾臓，腎臓，大きな血管，大きな末梢神経，関節腔内などに悪い影響を与える可能性の高い経穴を危険経穴とした．

　なお，人体の構造には多くのバリエーション（変異）があり，臓器の構造，大きさ，位置なども当然異なっている．そこで，骨，筋などの体表面から観察できるものを指標に正確に経穴を取穴したときでも，人により経穴の断面構造は同一ではなく多少異なってくる．左右でも異なる．右側の期門，日月では肝臓を，左側では横行結腸や胃を，また，右側の脾兪，胃兪，意舎，胃倉では肝臓を，左側では脾臓，胃を損傷させる可能性があり，体型にもよるが，肺を傷つけると気胸をおこす．また，胸骨体に孔があき脂肪および結合組織でふさがれた胸骨裂孔があれば，膻中への刺鍼で心臓を損傷させることもある．さらに，極端な例では，内臓が左右逆転している場合もあり，左の神封，歩廊の深部に必ず心臓があるとは限らない．なお，経穴表面から重要臓器までの最短距離も，肥えた人と痩せた人，男性と女性，右と左，成人と子どもでは当然異なってくる．

　今回，われわれは凍結させた51体の遺体を用いて多くの経穴の層次断面解剖を行い，それぞれの経穴に適した刺激方法と最大の効果を引き出すための深度，方向，刺激方法を探った．また，危険な部位においては，いかに安全性を確保するかに重点をおいて重要臓器までの距離を測定し，経穴毎に平均値を図示した．そして，経穴層次断面を観察して作成した写真や図を用いて，さらに解剖学的な説明を加え，重要臓器への傷害をおこさないように，経穴の断面構造を簡単に理解できるように配慮した．

　転ばぬ先の杖…，以下に示す危険経穴を十分に理解して，より安全でより効果的な鍼灸治療を行い，さらに鍼灸治療の幅を広げて大きく発展させて行きたい．

1 ▶ 刺鍼を避ける部位と注意

WHOのガイドラインでは，安全性確保の観点から，刺鍼を避けるべき部位を指定している．

刺鍼を避ける部位と(刺鍼による)臓器の刺傷の禁止：
①新生児の大泉門・小泉門，外生殖器，乳頭，臍部，眼球，急性炎症の患部，大血管へ直接刺鍼をしてはならない．
②重要臓器(内臓，中枢神経など)がある部位では，刺入深度，刺入角度，手技に十分注意し，臓器を刺傷してはならない．

WHOのガイドラインでは，前述以外にも危険があり，特別な技術または経験を必要とする部位として，瘂門，風府，睛明，承泣，眼球付近の経穴，天突，人迎，箕門，衝門，太淵をあげている．

2 ▶ 顔面部の刺鍼の注意

顔面部は，刺鍼を避けるべき部位とはされていない．しかし，顔面部の刺鍼で出血をおこし，刺鍼部周囲に青紫色のあざ(紫斑)を生じることがある．顔面部での刺鍼にあたっては，美容上の観点から紫斑をおこさないように十分に注意する．なお，眼窩内への刺鍼には，特に内出血がおこりやすいので細心の注意が必要である．

3 ▶ 部位別の危険経穴（赤字の経穴には層次断面解剖の写真あるいは説明文を提示してある．★は傷害による危険度を示す．★が多いほど重篤となることを示すが，体型によっても傷害される臓器は異なる場合もある．）

本書，膀胱経上の背部兪穴における経穴の図版は直刺として示されているが，実際の臨床では斜刺(内，外)法などを用いる．

1) 頭部・頸部
　★★★　眼球に対する危険経穴：睛明，承泣
　★★★　中枢神経における危険経穴：瘂門，大椎，風府，風池，天柱
　★★★　気管に対する危険経穴：天突

2) 胸部・背部
　★★★　肺・胸膜に対する危険経穴：欠盆，気戸，庫房，屋翳，膺窓，乳根，兪府，或中，右神蔵，右霊墟，右神封，右歩廊，左期門，肩井，淵腋，輒筋，左日月，天池，食竇，天渓，胸郷，周栄，大包，大杼，風門，肺兪，厥陰兪，心兪，督兪，膈兪，膵兪，肝兪，胆兪，附分，魄戸，膏肓，神堂，譩譆，膈関，魂門，陽綱，肩中兪，肩外兪，天髎
　（右期門，右日月，脾兪，胃兪，意舎，胃倉：以上の経穴については肝臓・脾臓などを傷害する可能性もあるので，★★★）
　★★★　心臓に対する危険経穴：膻中；胸骨裂孔がある場合，左神蔵，左神封，左霊墟，左歩廊

3) 腹部・背部
　★★　肝臓，脾臓，胃などに対する危険経穴：鳩尾，巨闕，上脘，中脘，不容，承満，腹通谷，幽門
　　　（右期門，右日月，脾兪，胃兪，意舎，胃倉については肺を傷害する可能性もあるので★★★）
　★★　腎臓に対する危険経穴：胃倉，肓門，志室，胃兪，三焦兪，腎兪
　★★　膀胱に対する危険経穴：曲骨，横骨

4) 全身

1. ★★　比較的大きな血管を刺鍼する可能性のある経穴：

　総頸動脈：人迎，扶突
　顔面動脈：大迎
　後頭動脈：風池，完骨，天柱
　椎骨動脈：風池，天柱
　浅側頭動脈：和髎，聴宮，耳門，聴会
　鎖骨下動脈：欠盆
　腋窩動脈：気戸，極泉，雲門
　上腕動脈：天泉，青霊，曲沢
　橈骨動脈：太淵，経渠
　尺骨動脈：霊道，通里，陰郄，神門
　大腿動脈：箕門，衝門，足五里，陰廉
　膝窩動脈：委中
　前脛骨動脈：解渓
　後脛骨動脈：太渓
　足背動脈：太衝，衝陽

2. ★★　比較的大きな末梢神経を刺鍼する可能性のある経穴：

　腕神経叢：欠盆，雲門
　筋皮神経：天泉
　正中神経：天泉，曲沢，郄門，間使，内関，大陵
　尺骨神経：青霊，霊道，通里，陰郄，神門，小海
　橈骨神経：消濼，手五里，尺沢
　大腿神経：衝門
　坐骨神経：環跳，承扶，殷門
　総腓骨神経：浮郄，委陽，陽陵泉
　脛骨神経：委中，合陽，承筋，承山

3. ★　関節腔内に刺鍼する可能性のある経穴：

　肩関節：肩髃　肩髎
　肘関節：曲沢，尺沢，小海，少海，曲池，天井
　手関節：大陵，陽池，太淵，陽渓
　股関節：環跳
　膝関節：外膝眼，内膝眼，委中，委陽
　足関節：解渓，中封

参考文献
1) 厳振国：常用穴位解剖学基礎．上海科学技術出版社，1990．
2) 厳振国：経穴断面解剖図解(頭頸・胸部)．上海科学技術出版社，1990．
3) 厳振国：経穴断面解剖図解(腹盆部)．上海科学技術出版社，2002．
4) 厳振国：全身経穴応用解剖図譜．上海中医薬大学出版社，1997．
5) 厳振国；川俣順一・監訳：カラーアトラス経穴断面解剖図解　上肢編．医歯薬出版，1992．
なお本書の制作にあたり，参考文献4) 全身経穴応用解剖図譜．上海中医薬大学出版社，1997 より，多数の図を利用させていただきましたことを付記します．

1 任脈・督脈

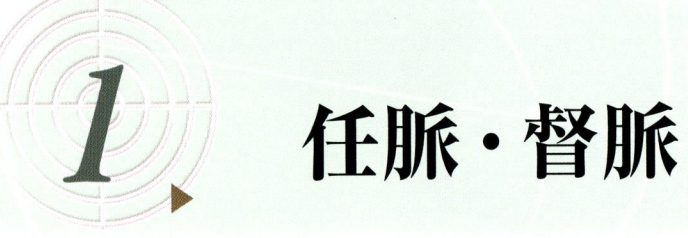

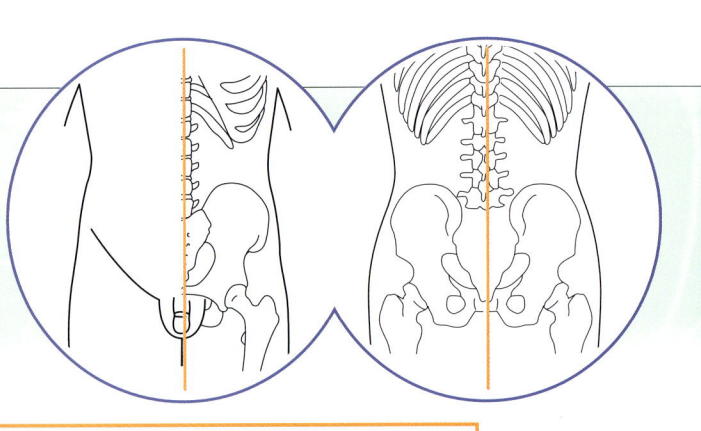

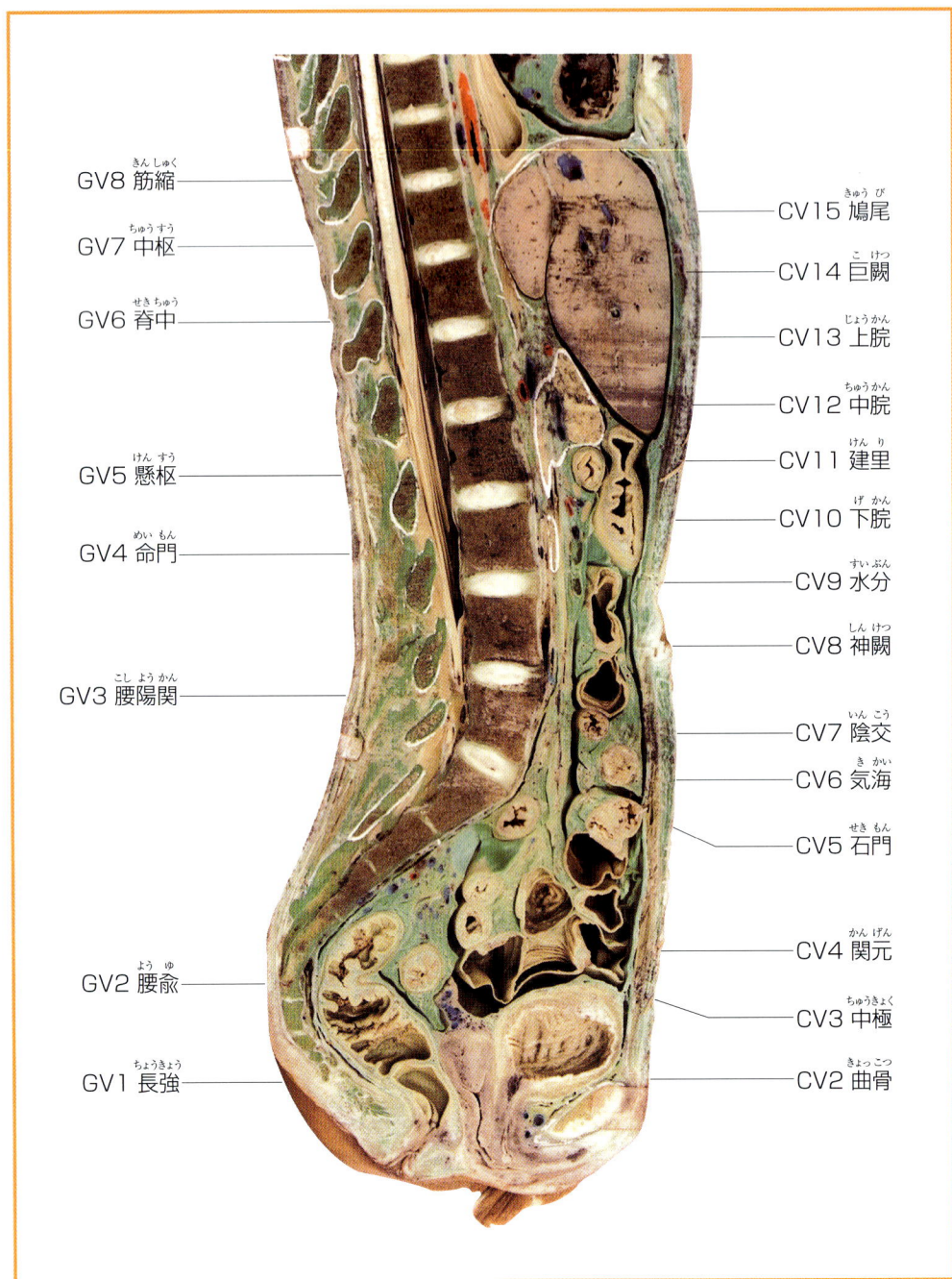

GV8 筋縮（きんしゅく）	CV15 鳩尾（きゅうび）
GV7 中枢（ちゅうすう）	CV14 巨闕（こけつ）
GV6 脊中（せきちゅう）	CV13 上脘（じょうかん）
	CV12 中脘（ちゅうかん）
GV5 懸枢（けんすう）	CV11 建里（けんり）
	CV10 下脘（げかん）
GV4 命門（めいもん）	CV9 水分（すいぶん）
	CV8 神闕（しんけつ）
GV3 腰陽関（こしようかん）	CV7 陰交（いんこう）
	CV6 気海（きかい）
	CV5 石門（せきもん）
	CV4 関元（かんげん）
GV2 腰兪（ようゆ）	CV3 中極（ちゅうきょく）
GV1 長強（ちょうきょう）	CV2 曲骨（きょっこつ）

体幹下部の正中断面

② 腎経の流注

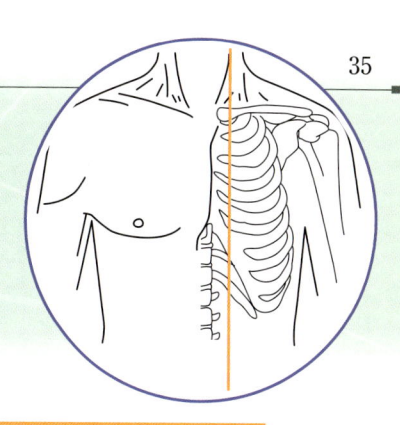

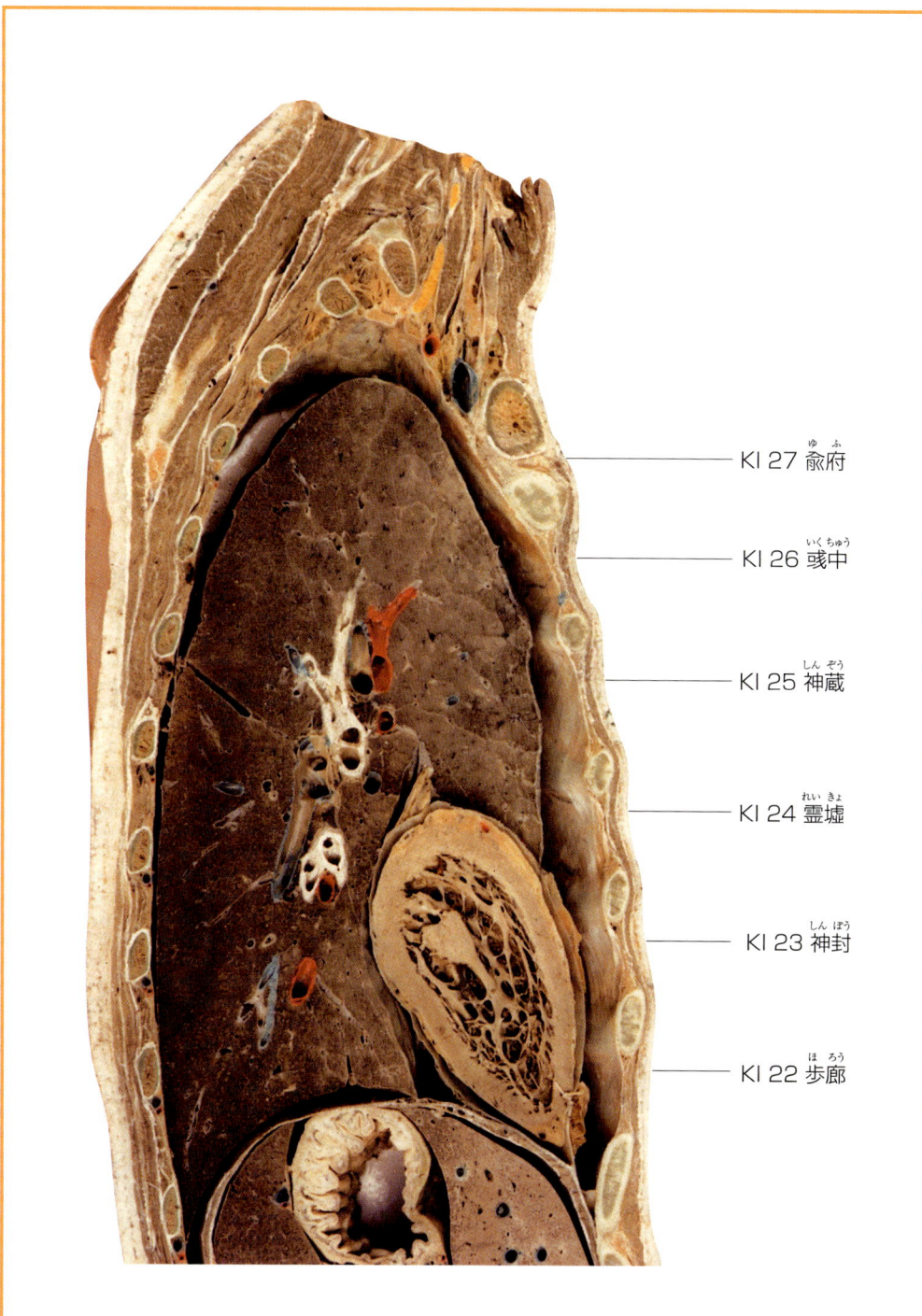

- KI 27 兪府（ゆふ）
- KI 26 彧中（いくちゅう）
- KI 25 神蔵（しんぞう）
- KI 24 霊墟（れいきょ）
- KI 23 神封（しんぽう）
- KI 22 歩廊（ほろう）

体幹上部の矢状断面

3 膀胱経（1行線）の流注

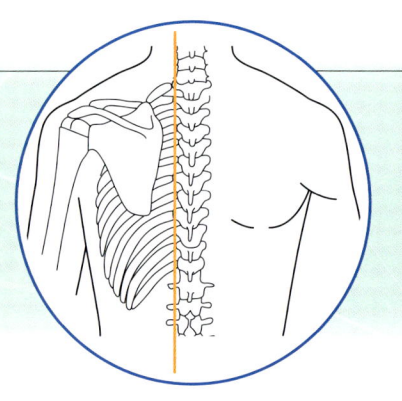

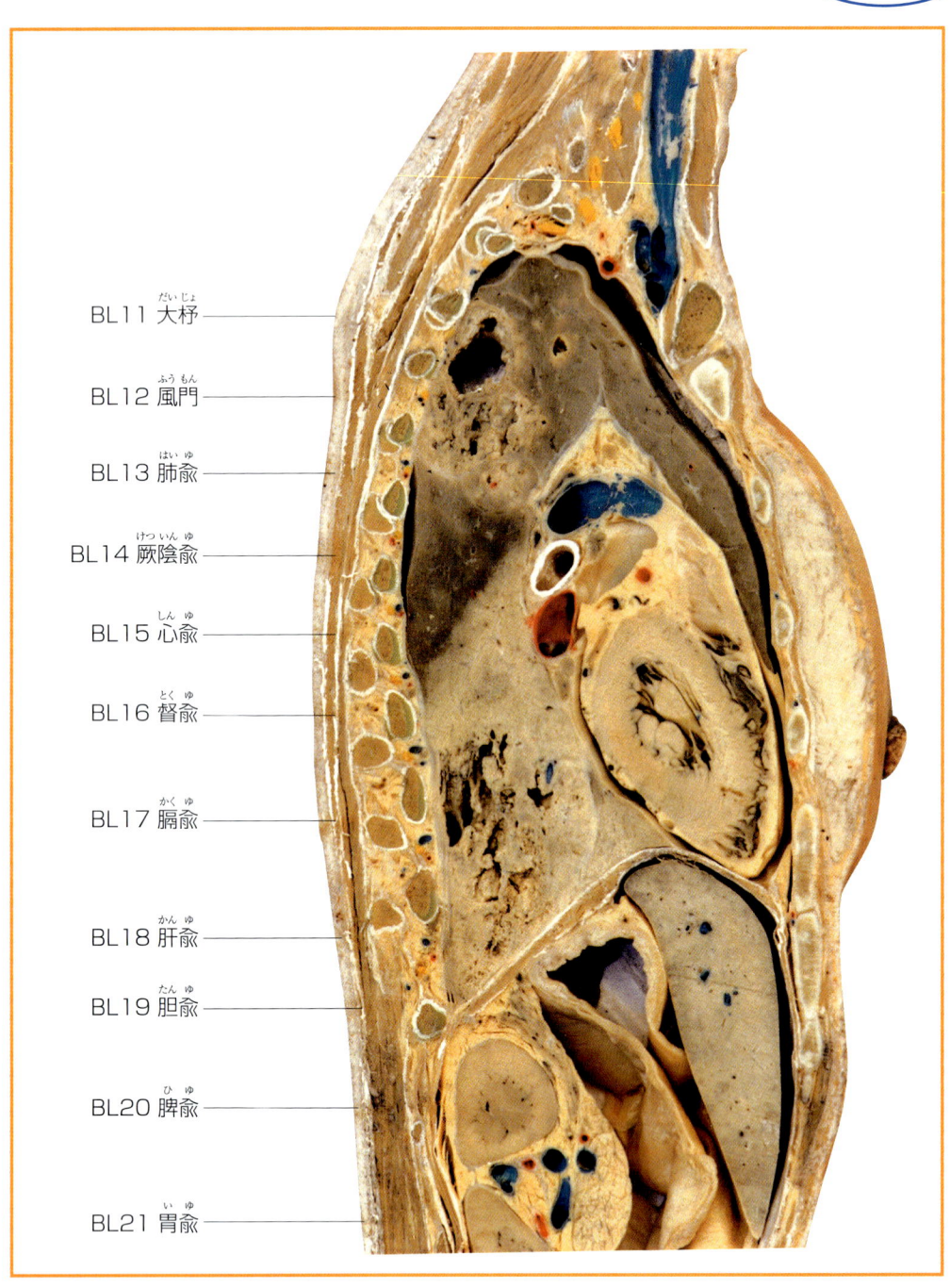

BL11	大杼（だいじょ）
BL12	風門（ふうもん）
BL13	肺兪（はいゆ）
BL14	厥陰兪（けっいんゆ）
BL15	心兪（しんゆ）
BL16	督兪（とくゆ）
BL17	膈兪（かくゆ）
BL18	肝兪（かんゆ）
BL19	胆兪（たんゆ）
BL20	脾兪（ひゆ）
BL21	胃兪（いゆ）

体幹上部の矢状断面（膀胱経1行線）

4 膀胱経（2行線）の流注

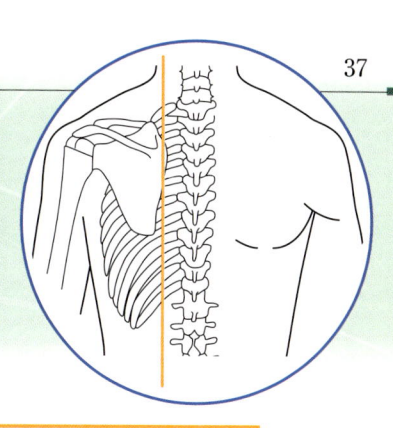

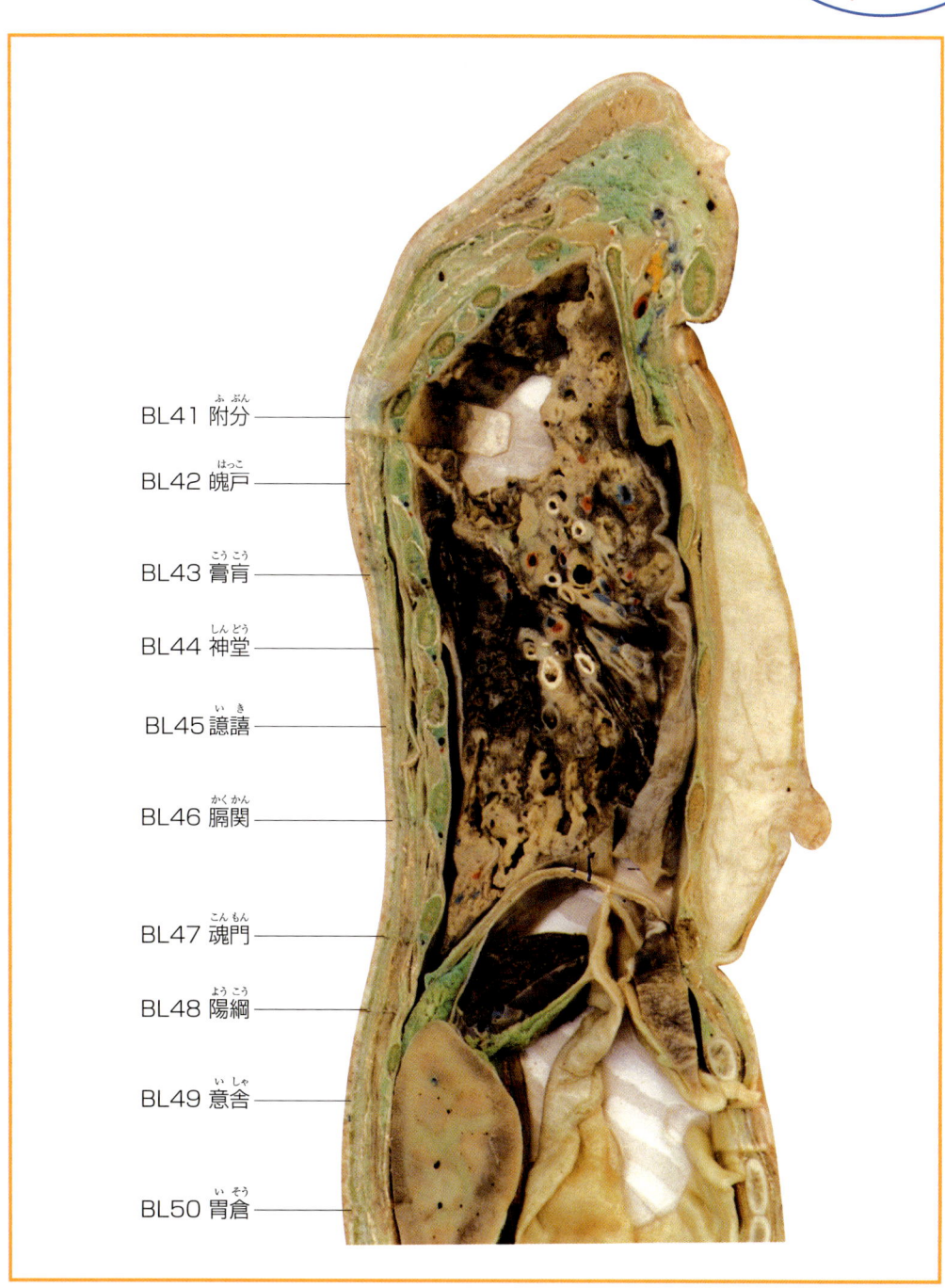

BL41 附分 ふぶん
BL42 魄戸 はっこ
BL43 膏肓 こうこう
BL44 神堂 しんどう
BL45 譩譆 いき
BL46 膈関 かくかん
BL47 魂門 こんもん
BL48 陽綱 ようこう
BL49 意舎 いしゃ
BL50 胃倉 いそう

体幹上部の矢状断面（膀胱経2行線）

5 瘂門／大椎

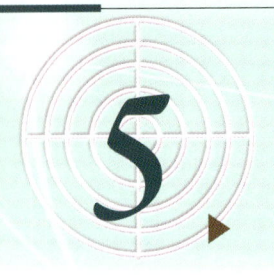

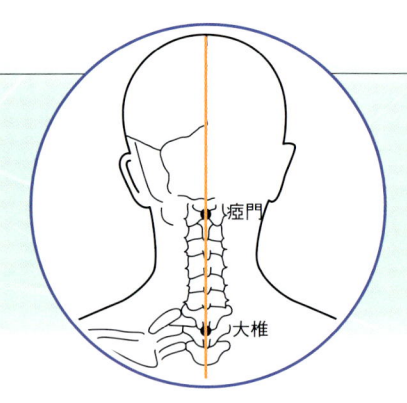

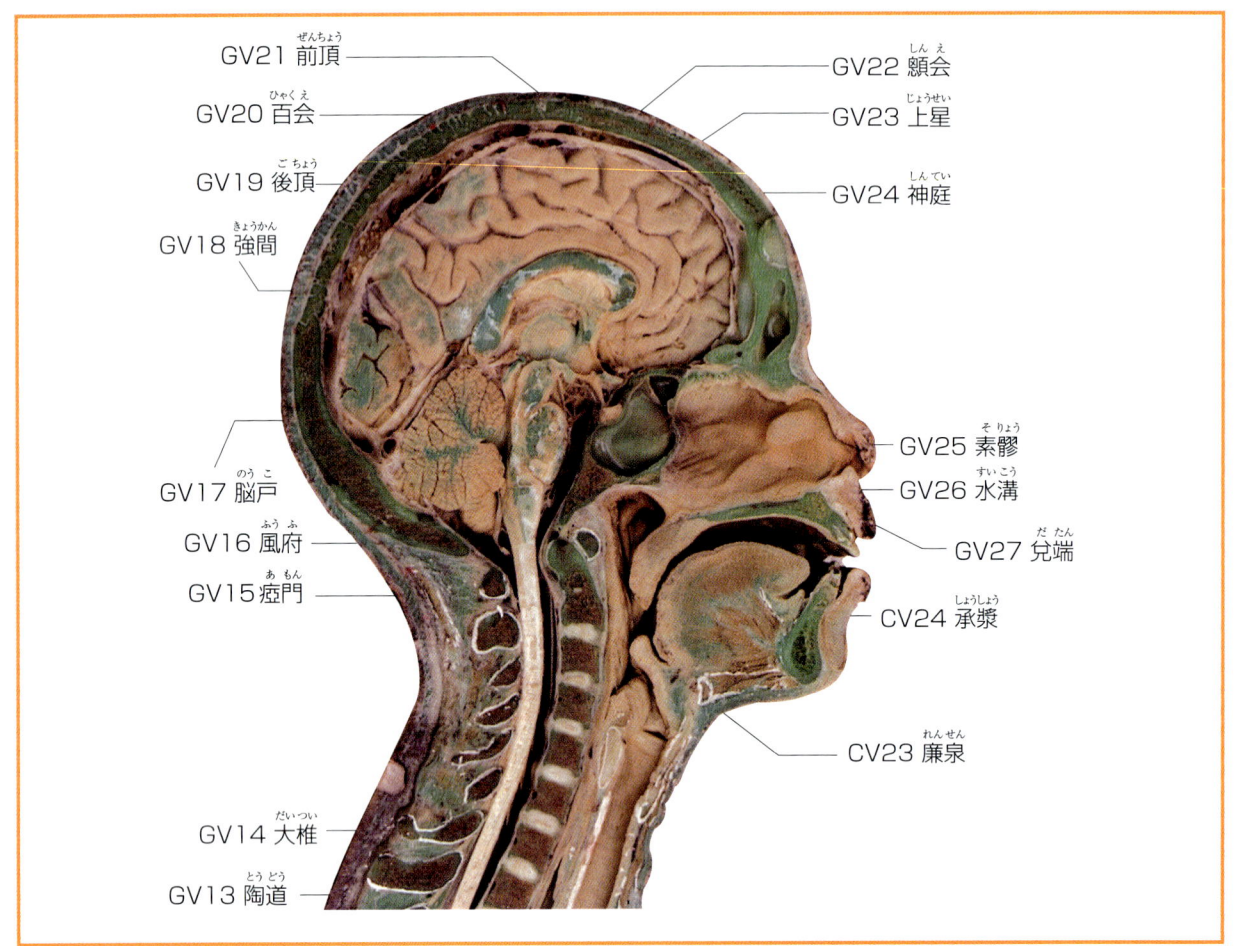

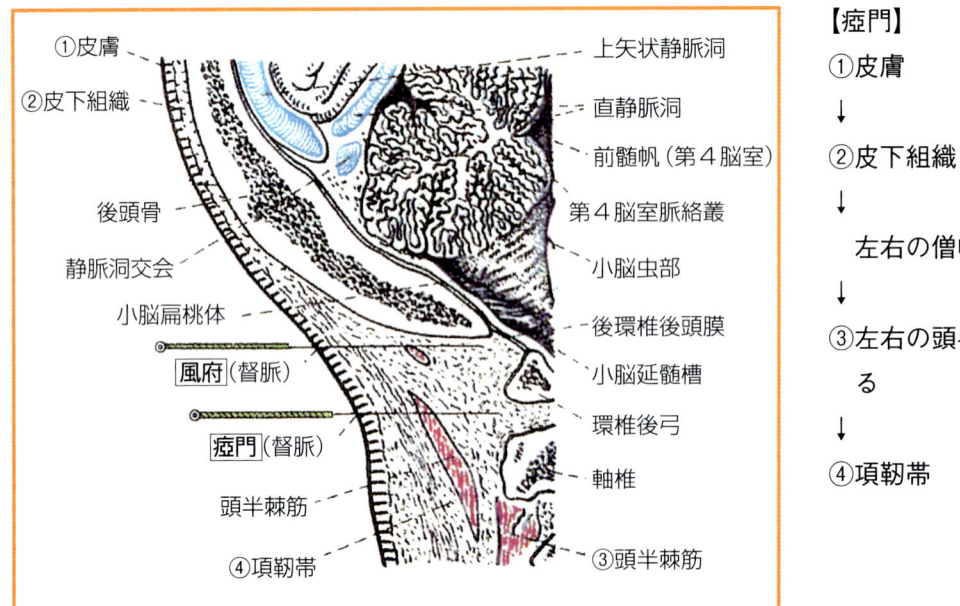

正中矢状断面の解剖図ラベル:
- GV21 前頂（ぜんちょう）
- GV20 百会（ひゃくえ）
- GV19 後頂（ごちょう）
- GV18 強間（きょうかん）
- GV17 脳戸（のうこ）
- GV16 風府（ふうふ）
- GV15 瘂門（あもん）
- GV14 大椎（だいつい）
- GV13 陶道（とうどう）
- GV22 顖会（しんえ）
- GV23 上星（じょうせい）
- GV24 神庭（しんてい）
- GV25 素髎（そりょう）
- GV26 水溝（すいこう）
- GV27 兌端（だたん）
- CV24 承漿（しょうしょう）
- CV23 廉泉（れんせん）

正中断面層次解剖図ラベル:
- ①皮膚
- ②皮下組織
- 後頭骨
- 静脈洞交会
- 小脳扁桃体
- 風府（督脈）
- 瘂門（督脈）
- 頭半棘筋
- ④項靱帯
- 上矢状静脈洞
- 直静脈洞
- 前髄帆（第4脳室）
- 第4脳室脈絡叢
- 小脳虫部
- 後環椎後頭膜
- 小脳延髄槽
- 環椎後弓
- 軸椎
- ③頭半棘筋

風府穴，瘂門穴の正中断面層次解剖

【瘂門】
①皮膚
↓
②皮下組織
↓
　左右の僧帽筋の間を通過する
↓
③左右の頭半棘筋の間を通過する
↓
④項靱帯

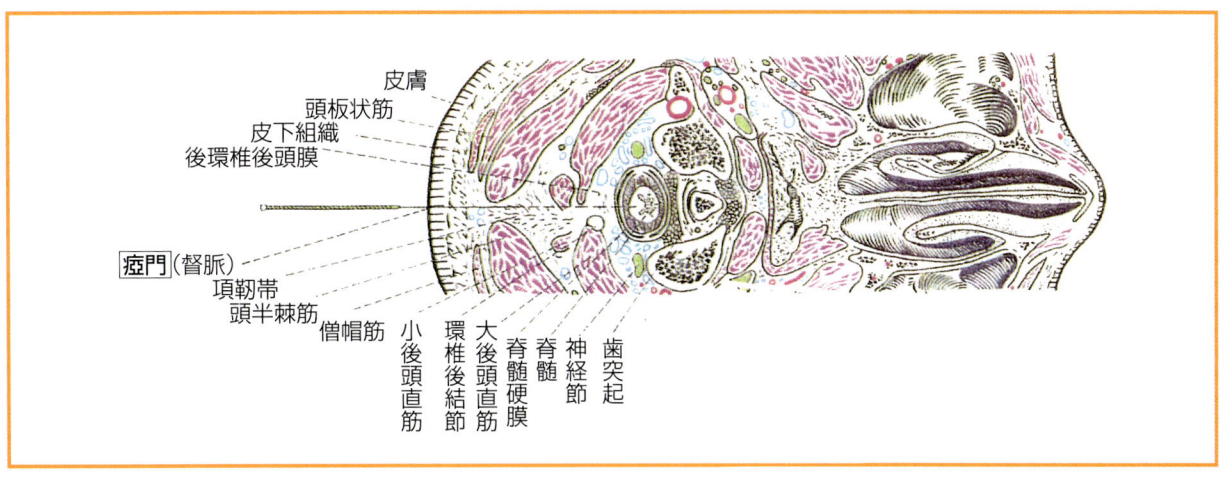

瘂門穴の水平断面層次解剖

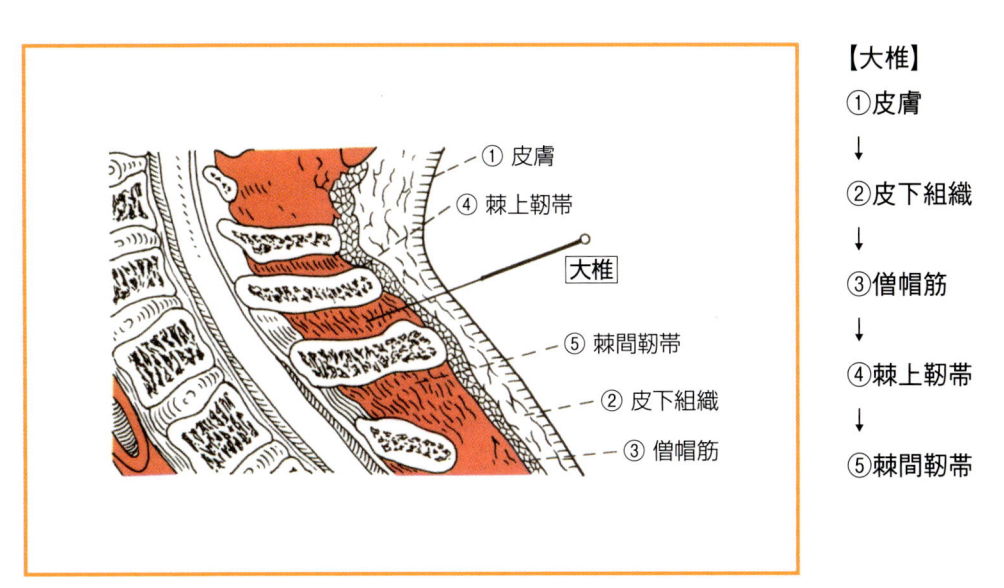

ラベル：皮膚／頭板状筋／皮下組織／後環椎後頭膜／瘂門（督脈）／項靭帯／頭半棘筋／僧帽筋／小後頭直筋／環椎後結節／大後頭直筋／脊髄硬膜／脊髄／神経節／歯突起

大椎穴の矢状断面

① 皮膚
④ 棘上靭帯
大椎
⑤ 棘間靭帯
② 皮下組織
③ 僧帽筋

【大椎】
① 皮膚
↓
② 皮下組織
↓
③ 僧帽筋
↓
④ 棘上靭帯
↓
⑤ 棘間靭帯

瘂門 GV 15（★★★）

督脈

【別　　名】舌喑　舌横
【出　　典】『鍼灸甲乙経』
【取穴部位】後頸部，後正中線上，第2頸椎棘突起上方の陥凹部．
　　　　　　注：風府（GV16）の下方0.5寸にある．

【鍼　　法】正座で頭部を前に倒し，第2頸椎棘突起上縁より0.5～1.2寸直刺する（刺入深度は患者の体型による）．
【層次解剖】1. 皮膚：毛髪があり，比較的厚い．大後頭神経（C2）と第3後頭神経（C3）が分布する．
　　　　　　2. 皮下組織：上述の皮神経の分枝，皮静脈，脂肪組織を含む疎性結合組織で，比較的厚い．したがって，刺鍼時には緩い抵抗感を感じる．
　　　　　　3. 鍼は左右の僧帽筋の間を通過する：副神経脊髄根と頸神経叢（C2～3）の二重支配を受ける．左右の僧帽筋の起始の腱は広く，菱形をした腱鏡を形成する．
　　　　　　4. 鍼は左右の頭半棘筋の間を通過する：頭半棘筋は頸神経の後枝の支配を受ける（C1～4）．
　　　　　　5. 項靭帯：風府穴に比べ刺鍼深度は深い．強靭性結合組織なので刺鍼時には抵抗感を感じる．

【周囲の解剖学的構造】

深部には，後環椎後頭膜，脊髄の硬膜・クモ膜・軟膜，脊髄がある．

- 後環椎後頭膜：項靭帯の深部にあり，薄くて幅が広い．刺鍼時の抵抗は少ない．
- 脊髄硬膜：脊髄周囲を覆う厚くて硬い強靭性結合組織性の膜なので，刺鍼時の抵抗は大きく感じる．脊柱管内面の骨膜との間には硬膜外腔がある．
- 脊髄クモ膜：薄い結合組織性の膜で，軟膜との間には腔隙があり，クモ膜下腔といわれる．そこにはクモの糸のような構造がみられ，脳脊髄液で満たされ，クモ膜下出血を引き起こす血管も走行している．
- 脊髄軟膜：血管に富む薄い膜で，脊髄表面に密着している．硬膜やクモ膜のようには容易に剥離しない．
- 脊髄：椎孔によってできた脊柱管内にあり，脳とともに中枢神経を構成する．

【主　治】脳梗塞，てんかん，統合失調症，大脳発育不全，発声障害，言語障害，聴覚障害，神経性頭痛，鼻出血，頸部軟部組織の損傷．

【穴　性】神志の活動を醒ませて，脳の経気を蘇らせる．咽喉の経気を和ませて発声を強める．

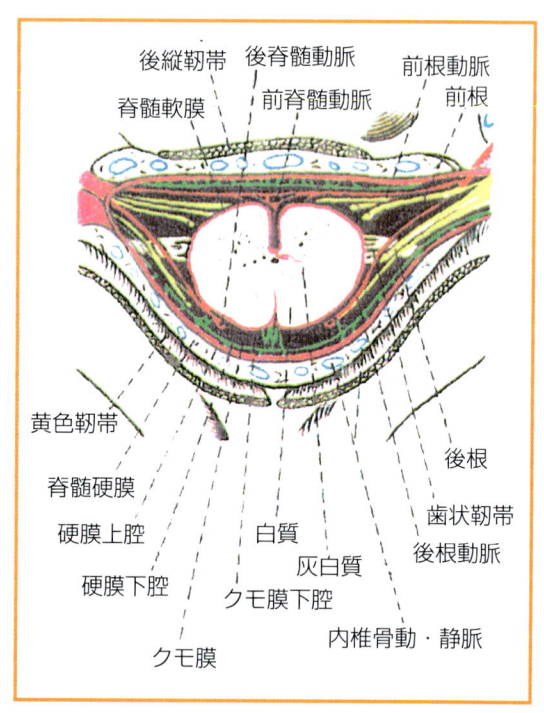

脊髄の髄膜と腔隙

注意事項

瘂門穴の深部には脊髄などの重要な組織がある．刺鍼時の深刺しには注意が必要である．刺鍼時の手技は緩慢に鍼を進め，個人差があるが，男性の平均値は53.13±8.70mm，女性47.62±7.22mmで後環椎後頭膜および深層にある脊髄を貫通するおそれがある．そのときの病人の身体には頸部より尾底部にまで，また，著しいときには両手両足にまで麻木感が出現する．このような症状が出現したときには，速やかに鍼を抜き，頭痛やめまいなど，その他の合併症状の出現を防ぐ必要がある．副作用が重い者はクモ膜下出血と脊髄損傷の危険性があり，患者自身の体に頭部の激痛や嘔吐感，さらには四肢の機能障害を伴うこともある．したがって，病人の状態をしっかりと観察しておく必要がある．

瘂門穴の危険な刺入深度（単位 mm）

穴名	性別	例数	平均値±標準偏差	有意差
瘂門	男	21	53.13±8.70	P＞0.05
	女	30	47.62±7.22	

大椎 GV14（★★★）
督脈

- 【別　　名】『鍼灸大全』には百労，『循経考穴編』には上杼とある．
- 【出　　典】『傷寒論』『素問・気府論』
- 【取穴部位】後頸部，後正中線上，第7頸椎棘突起下方の陥凹部．
  - 注1：座位で頸部を中間位に保ったとき，後頸部で最も突出しているのが第7頸椎棘突起である．頸部の前屈により第7頸椎棘突起を触知しやすい．
  - 注2：頸部を軽く前屈し頭部を回旋すると，第7頸椎のわずかな回旋を触れることができる．

- 【鍼　　法】やや斜め上に直刺：0.5～1寸（刺入深度は患者の体型による）．
- 【層次解剖】
  1. 皮膚：第8頸神経の後枝が分布する（C8）．
  2. 皮下組織：上述の神経の分枝が分布する．
  3. 僧帽筋：副神経脊髄根と頸神経叢（C2～3）の二重支配を受ける．左右の僧帽筋の起始の腱は広く，菱形をした腱鏡を形成する．
  4. 棘上靭帯：項靭帯の後方に続き，第7頸椎（隆椎）の棘突起から正中仙骨稜に至る長い靭帯である．
  5. 棘間靭帯：上下の棘突起間に張る．大椎は第7頸椎の棘突起と第1胸椎の棘突起間に位置する．

- 【周囲の解剖学的構造】

  深部には，黄色靭帯と脊髄がある．
  - 黄色靭帯：第2頸椎（軸椎）以下の椎弓間に張る厚い靭帯である．弾性線維に富むので弾力性があり，黄色く見える．
  - 脊髄：椎孔によってできた脊柱管内にあり，脳とともに中枢神経を構成する．

- 【主　　治】発熱，マラリア，統合失調症，てんかん，気管支炎，喘息，肺結核，肺気腫，肝炎，血液疾患，湿疹，半身不随，肩背痛．
- 【穴　　性】表証の熱を解き，督脈経気の流れを穏やかにする．

注意事項

深刺には注意が必要で，得気が出現すればよい．もし黄色靭帯を通過すると，鍼尖部の抵抗感がなくなる．この場合には速やかに刺鍼をやめる．さもなければ脊髄硬膜や，クモ膜，脊髄軟膜を貫き脊髄を損傷する．脊髄にあたれば，患者は電気が走るような強烈な感覚に襲われて強い驚きを覚えるが，このような場合には速やかに抜鍼する．患者の変化に気をつける．なお，提挿※や捻転などの手技は控える．

※ 提挿補瀉…鍼を素早く刺入して，ゆっくりと引き上げる方法が補法（慢提急按『医学入門』）
　　　　　　鍼をゆっくりと刺入して，素早く引き上げる方法が瀉法（急提慢按『医学入門』）

臨床現場から

大椎穴は，呼吸器疾患や頭痛に反応が出やすく，刺鍼点として使用される．しかし，解剖学的には棘突起間に当たり，棘上靭帯や棘間靭帯が存在し，その深部には黄色靭帯があり，さらに硬膜から脊髄に至る．靭帯への鍼の刺入は抵抗が強く，粗雑な刺鍼をすれば抜鍼困難となることがある．刺鍼は危険深度を知り，手荒な手技は控えるべきである．

6 兪府

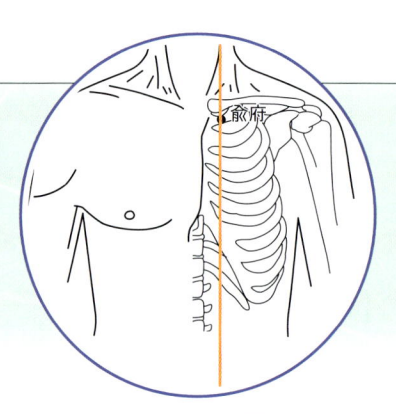

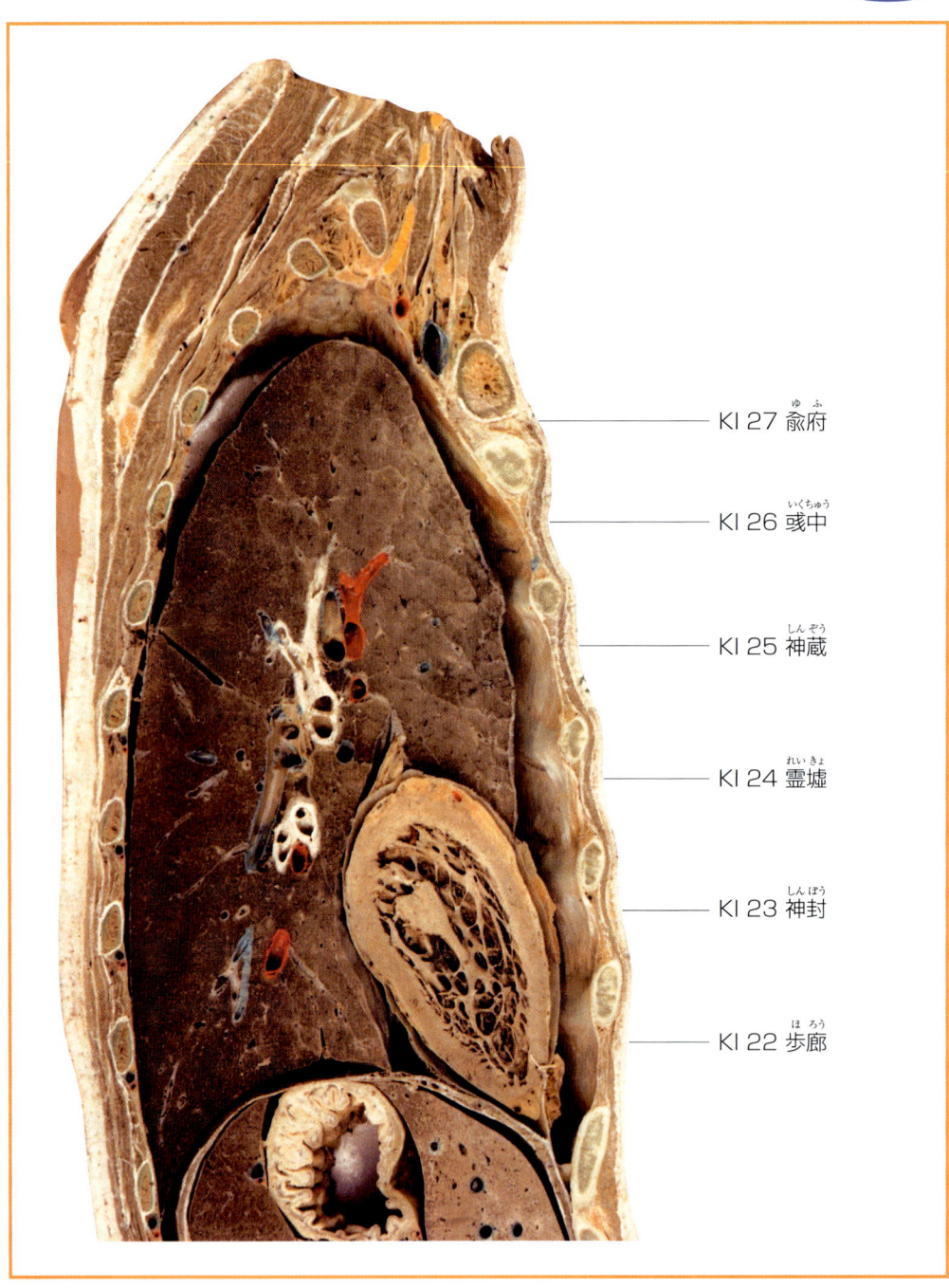

- KI 27 兪府（ゆふ）
- KI 26 彧中（いくちゅう）
- KI 25 神蔵（しんぞう）
- KI 24 霊墟（れいきょ）
- KI 23 神封（しんぽう）
- KI 22 歩廊（ほろう）

体幹上部の矢状断面　腎経経穴

兪府 KI27（★★★）

足少陰腎経

【別　　名】輸府，腧府
【出　　典】『鍼灸甲乙経』
【取穴部位】前胸部，鎖骨下縁，前正中線の外方2寸．

【鍼　　法】斜刺あるいは横刺：0.3～0.4寸（刺入深度は患者の体型による）．
【層次解剖】1. 皮膚：頸神経の前枝からなる頸神経叢（C1～4）の枝の鎖骨上神経が分布する（C3～4）．
2. 皮下組織：上述の神経の分枝が分布する．
3. 大胸筋：鎖骨部・胸肋部・腹部から起始し大結節稜に停止する筋で，肩関節の内転筋である．内側・外側胸筋神経支配である．

【周囲の解剖学的構造】

大胸筋の深部にあって，第2～9肋骨前面から起始し烏口突起に停止する小胸筋と鎖骨に停止する鎖骨下筋の筋膜を通過すると，鎖骨と第1肋骨の間に刺鍼することになる．

【主　　治】咳嗽，喘息，胸痛，嘔吐，食欲不振．
【穴　　性】肺気の巡りを改善させる．

注意事項

鍼を深く直刺した場合，鎖骨下静脈を損傷し出血を引き起こす．あるいは，この静脈の下方を通ると，壁側（肋骨）胸膜，胸膜腔，臓側（肺）胸膜を通過し，肺の上葉を損傷して気胸を引き起こす可能性がある．
危険な刺入深度は，左側26.75±6.02mm，右側26.31±6.38mmである．

7 気戸／期門／日月

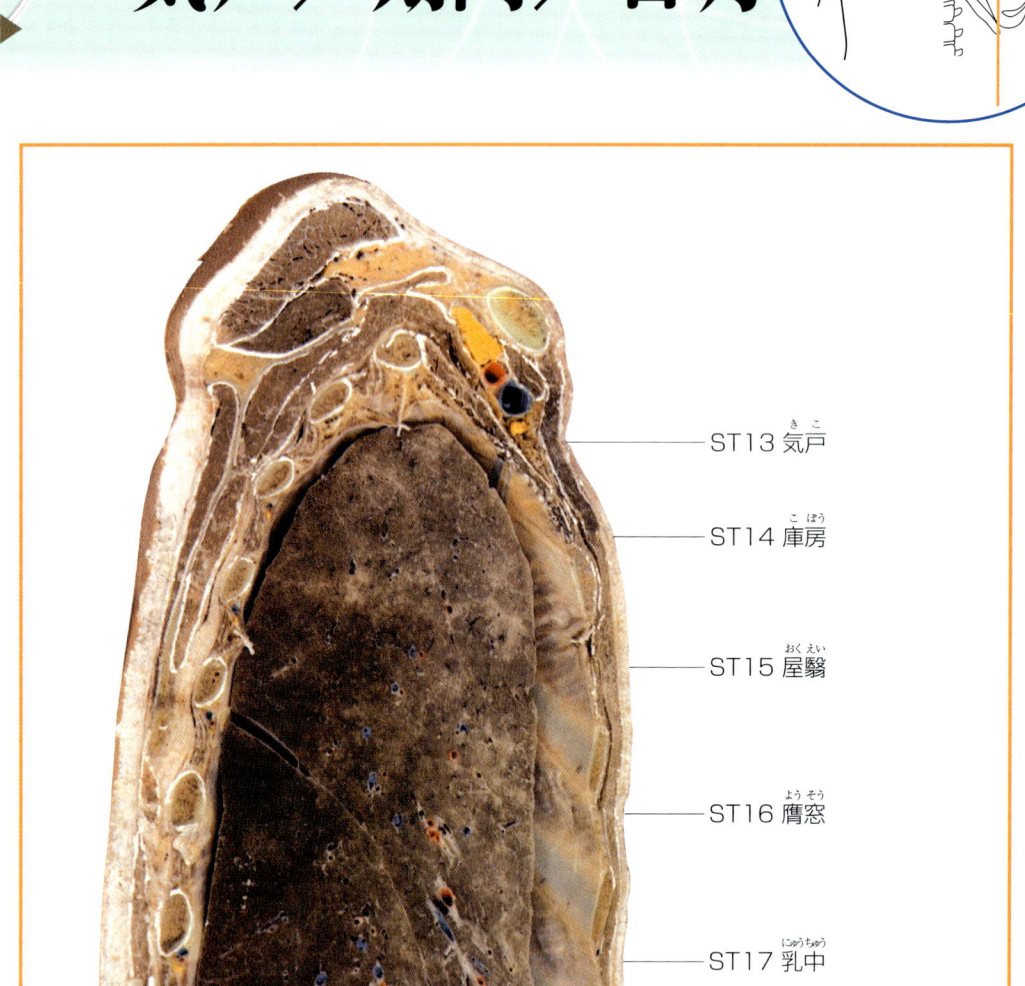

ST13 気戸(きこ)
ST14 庫房(こぼう)
ST15 屋翳(おくえい)
ST16 膺窓(ようそう)
ST17 乳中(にゅうちゅう)
ST18 乳根(にゅうこん)

体幹上部の矢状断面　胃経経穴

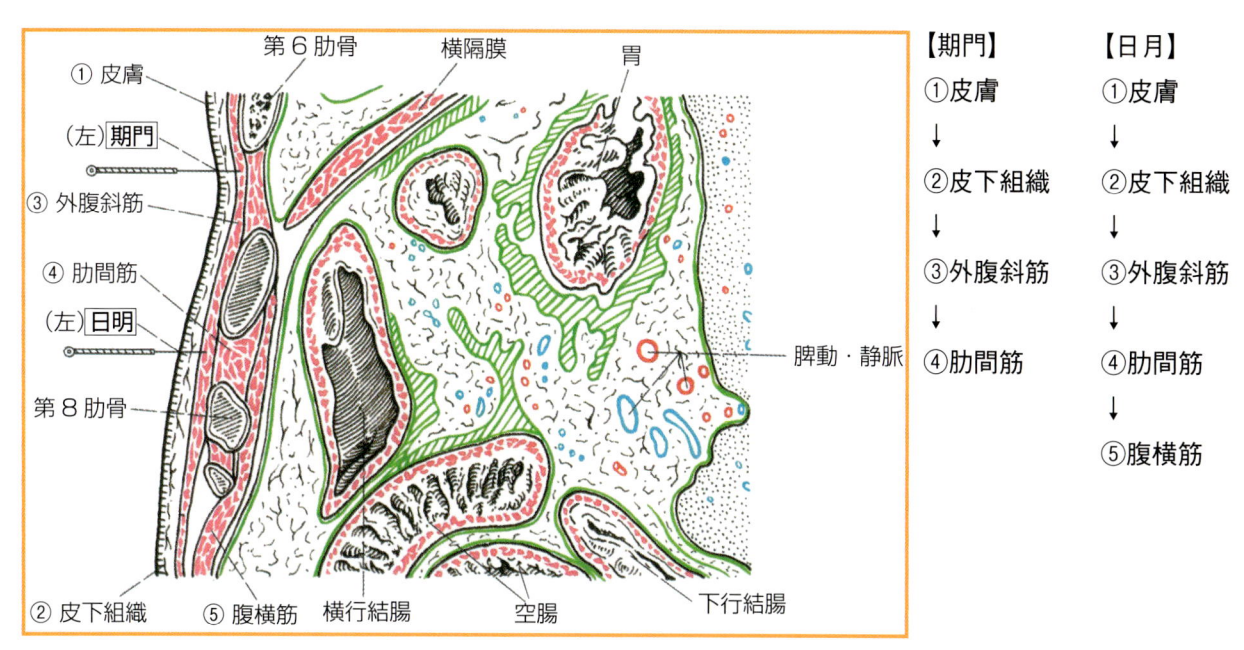

期門穴，日月穴の矢状断面

（図中ラベル）
- ① 皮膚
- （左）期門
- ③ 外腹斜筋
- ④ 肋間筋
- （左）日月
- 第8肋骨
- ② 皮下組織
- ⑤ 腹横筋
- 横行結腸
- 空腸
- 下行結腸
- 脾動・静脈
- 胃
- 横隔膜
- 第6肋骨

【期門】
① 皮膚
↓
② 皮下組織
↓
③ 外腹斜筋
↓
④ 肋間筋

【日月】
① 皮膚
↓
② 皮下組織
↓
③ 外腹斜筋
↓
④ 肋間筋
↓
⑤ 腹横筋

気戸 ST13（★★★）

足陽明胃経

【別　　名】—
【出　　典】『鍼灸甲乙経』
【取穴部位】前胸部，鎖骨下縁，前正中線の外方4寸．

【鍼　　法】斜刺あるいは横刺：0.2〜0.4寸（刺入深度は患者の体型による）．

【層次解剖】
1. 皮膚：頸神経の前枝からなる頸神経叢（C1~4）の枝の鎖骨上神経が分布する（C3, 4）．
2. 皮下組織：上述の神経の分枝が分布する．
3. 大胸筋：鎖骨部・胸肋部・腹部から起始し大結節稜に停止する筋で，肩関節の内転筋である．内側・外側胸筋神経支配である．
4. 小胸筋：第2〜9肋骨前面から起始し烏口突起に停止する筋で，肩甲骨を前に引く．内側・（外側）胸筋神経支配である．
5. 鎖骨下筋：腕神経叢（C5〜T1）の枝の鎖骨下筋神経（C5, 6）の支配を受ける．鎖骨を下方に引く．

【周囲の解剖学的構造】
刺入部位の内側には鎖骨下静脈に流入する外頸静脈があり，深部には腋窩動脈とその枝がある．

- 鎖骨下静脈：上肢の静脈血を集め，心臓へ還す．内頸静脈とともに静脈角を形成する．特に左静脈角は右上半身以外のリンパを運ぶ胸管が合する部位である．鎖骨下動脈は腕神経叢とともに斜角筋隙を通過するが，鎖骨下静脈は通過しない．
- 腋窩動脈：鎖骨下動脈からの続きで，上腕動脈へ続く．

【主　　治】咳嗽，喘息，呃逆（しゃっくりのこと），胸脇苦満，胸痛．
【穴　　性】肺気を降ろす．胸を広げて痛みを止める．

注意事項

① 下記の危険な刺入深度以上に刺入すると腋窩動脈や胸肩峰動脈を刺すことになる．捻転を加えると腋窩動脈を損傷し出血を引き起こす．さらに深く刺すと右肺上葉の損傷を引き起こす．
② 深部に腕神経叢と腋窩動脈があるので，刺入深度が適当でなければ，腋窩動脈を刺し，出血を引き起こす．さらに提挿，捻転を加えると大量に出血することになる．
危険な刺入深度は，左側30.83±10.10mm，右側30.62±11.21mmである．

期門 LR14（★★★）（肝の募穴）

足厥陰肝経

【別　　名】肝募
【出　　典】『鍼灸甲乙経』
【取穴部位】前胸部，第6肋間，前正中線の外方4寸．
　　　　　　注1：乳頭中央の下方，不容（ST19）の外方2寸．

【鍼　　法】斜刺：0.5～0.8寸（刺入深度は患者の体型による）．
【層次解剖】1. 皮膚：第6肋間神経の後枝が分布する（T6）．
2. 皮下組織：上述の神経の分枝以外に，第6肋間動・静脈がある．その走行には肋骨下縁から上縁に向かって静脈（Vein）→動脈（Artery）→神経（Nerve）の順（VAN）になっているという特徴がある．これらは第6肋間隙にある筋や胸骨剣状突起表面の皮膚に分布する．
3. 外腹斜筋：この筋の外側半分は筋腹で内側半分は腱膜である．その腱膜は腹直筋鞘の形成に関与する．肋間神経（T5～12）と腸骨下腹神経（L1）の支配を受ける．（背部では，この筋の後縁と広背筋の外側縁と腸骨稜の間に外圧に弱い部分である腰三角を形成する）
4. 外肋間筋：肋間隙の最外層にあり，肋間神経の支配を受ける．鍼尖はその筋の内側端を通過する．横隔膜とともに安静呼吸時の吸気筋として機能する．
5. 内肋間筋：外肋間筋の深部にあり，筋線維は外肋間筋線維と直交する．肋間神経の支配を受ける．
【主　　治】肋間神経痛，肝肥大，肝炎，胆嚢炎，胸膜炎，胃神経症．
【穴　　性】肝気の流れを整える．瘀血を散らす．

注意事項

深刺に注意する．鍼尖は容易に外肋間筋，内肋間筋，横隔膜，腹膜，腹膜腔を通過して肝（右側期門穴）や横行結腸，胃（左側期門穴）を損傷させる．とくに右側期門穴の刺鍼時に提挿や捻転を行うと肝臓を傷つけて出血を引き起こし，その結果，病状の悪化を招く危険性がある．なお，鍼が上方に向くと肺を傷つけて気胸をおこすことがある．
危険な刺入深度は，左側12.81±5.12mm，右側14.37±5.21mmである．

日月 GB24（★★★）（胆の募穴）

足少陽胆経

【別　　名】―
【出　　典】『鍼灸甲乙経』
【取穴部位】前胸部，第7肋間，前正中線の外方4寸．
　　　　　　注1：乳頭中央の直下で，期門(LR14)の1肋骨下にある．
　　　　　　注2：女性では，鎖骨中線と第7肋間の交点にある．

【鍼　　法】斜刺：0.5～0.8寸（刺入深度は患者の体型による）．
【層次解剖】
1. 皮膚：胸腹部は比較的厚く，肋間神経の前皮枝が分布する．（乳頭部のデルマトームはT4である）
2. 皮下組織：胸上部と腹部は薄く，肋間神経の前皮枝と皮静脈が分布する．刺鍼時の抵抗は少ない．
3. 外腹斜筋：この筋の外側半分は筋腹で内側半分は腱膜である．その腱膜は腹直筋鞘の形成に関与する．肋間神経（T5～12）と腸骨下腹神経（L1）の支配を受ける．（背部では，この筋の後縁と広背筋の外側縁と腸骨稜の間に外圧に弱い部分である腰三角を形成する）
4. 外肋間筋：肋間隙の最外層にあり，肋間神経の支配を受ける．鍼尖はその筋の内側端を通過する．横隔膜とともに安静呼吸時の吸気筋として機能する．
5. 内肋間筋：外肋間筋の深部にあり，筋線維は外肋間筋線維と直交する．肋間神経の支配を受ける．
6. 腹横筋：腹部前外側にある体幹側屈に関与する筋である．

【周囲の解剖学的構造】
　第7肋間隙の深部には，肝臓の前縁，胃の大弯と胃底，肺の肋骨横隔洞がある．したがって，鍼尖が内側，外側，下斜方に向かうとこれらの臓器を損傷する可能性がある．
　・肝臓：横隔膜直下にあり，損傷すると，少量の血液や胆汁が腹膜腔に流入する可能性がある．
　・胃：損傷すると重篤の場合，内容物が腹膜を刺激し右上腹部の緊張と圧痛を引き起こす可能性がある．
　・肋骨横隔洞：肺周囲の壁側を覆う肋骨胸膜が横隔胸膜に移行する部にある胸膜腔の広がった部分である．

【主　　治】肋間神経痛，肝肥大，肝炎，胆囊炎，胸膜炎，胃神経症．
【穴　　性】肝気の流れを整える．瘀血を散らす．

注意事項

　この経穴部位の胸壁は比較的薄い．深部には重要な臓器が存在しているので，直刺は好ましくない．斜刺時には25度の角度を超えなければ安全である．そうしなければ胸壁を貫通して，胸腔内部に至ると，突然，刺し手の鍼の抵抗感が失われ，患者がからだの不調を訴える．このときにはすぐに抜鍼する．もし，それでも放置して刺鍼していると横隔膜を貫通して肝臓に刺さる可能性がある．左側では胃に刺さる．このときには，一般的に患者は無症状あるいは局所の鈍痛を覚える．提挿などにより肝臓と胃を損傷させることがある．肝臓を損傷させると肝臓の部位以外に，少量の血液と胆汁が肝臓の腹膜の下で血塊を形成し，肝臓の腹膜も同時に損傷する．また，少量の血液と胆汁が腹膜腔内に入ると，腹膜を刺激して右上腹部の緊張と圧痛を引き起こす．これらは肝臓の損傷によるものである．さらに胃の損傷が重篤な者では，少量の胃の内容物が流出して腹膜を刺激して軽度な右側上腹部の緊張と圧痛を引き起こす．ただし，このような状態になることは比較的少ない．肝臓と胃の腹腔内部で占める割合は比較的大きく，鍼の向き（角度）が内部，外部，斜めなどのいずれの場合でも深部に入ると該当する臓器に達する可能性が高い．もし，上に向けて斜刺すると第7肋間隙の深部から斜めに肋骨横隔洞を貫通し，深呼吸をすると，肺の下縁に刺さって，気胸を引き起こすことがある．

　危険な刺入深度は，左側15.19±4.18mm，右側15.81±4.03mmである．

8 睛明

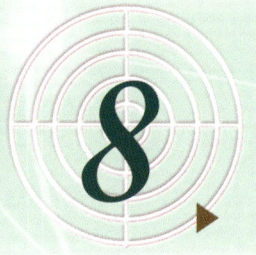

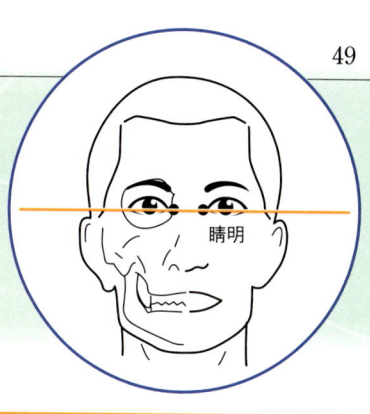

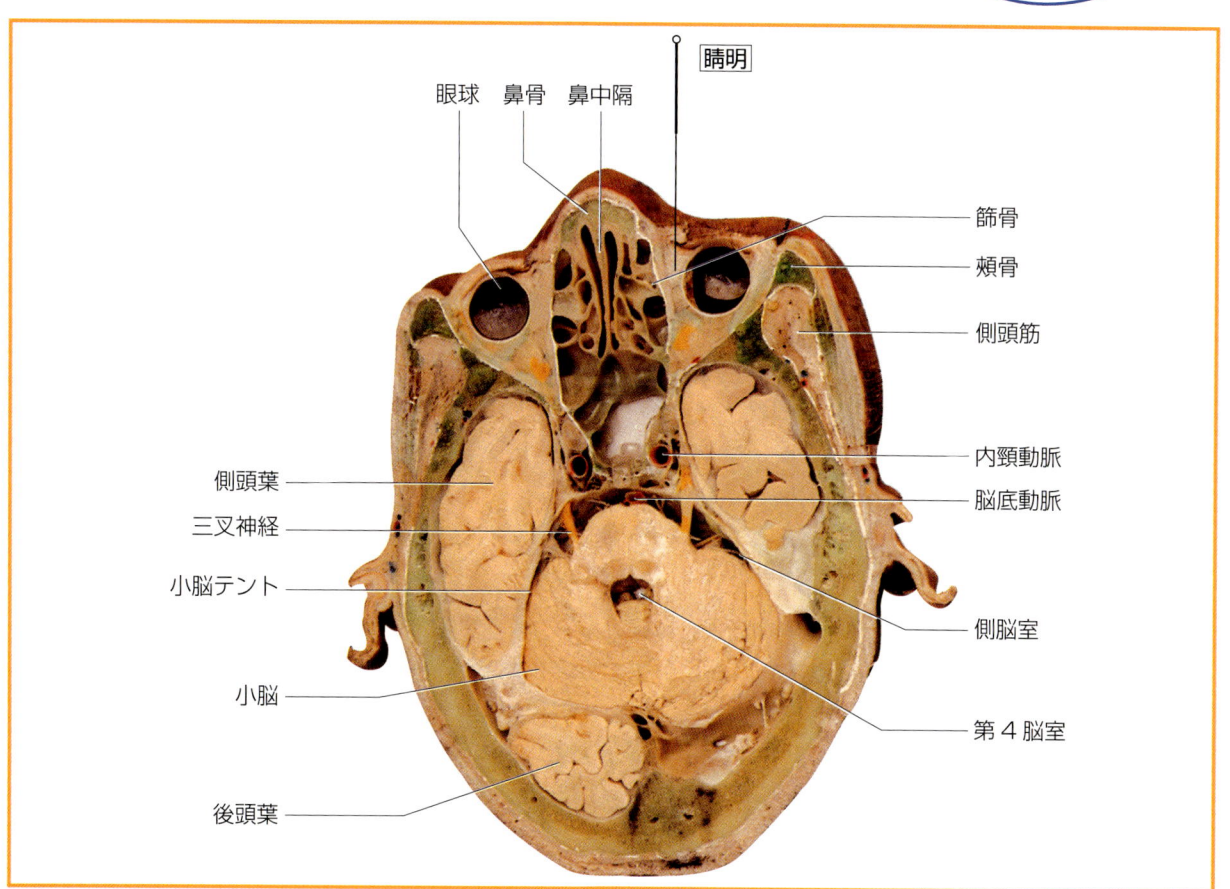

眼球　鼻骨　鼻中隔　睛明

- 篩骨
- 頬骨
- 側頭筋
- 内頸動脈
- 脳底動脈
- 側脳室
- 第4脳室

側頭葉
三叉神経
小脳テント
小脳
後頭葉

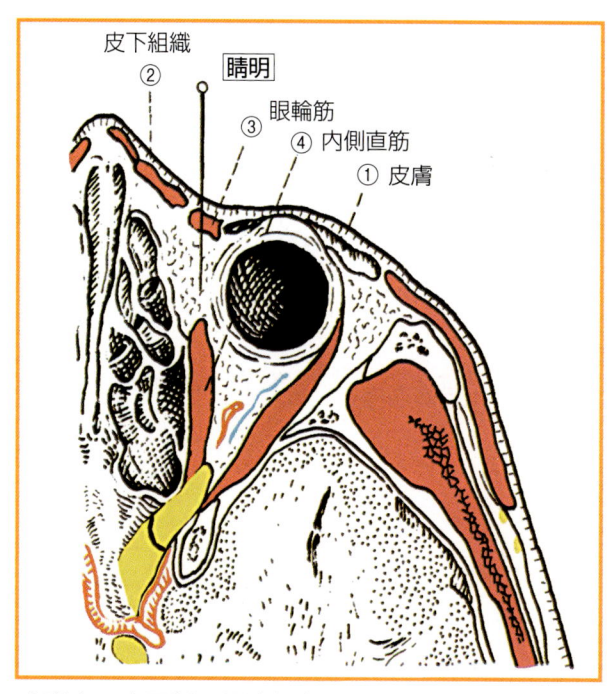

皮下組織　②　睛明
　　　　眼輪筋　③
　　　　④内側直筋
　　　　①皮膚

①皮膚
↓
②皮下組織
↓
③眼輪筋
↓
眼窩脂肪体
↓
④内側直筋

睛明穴の水平断面層次解剖

睛明 BL1（★★★）

足太陽膀胱経

【別　　名】泪孔
【出　　典】『鍼灸甲乙経』
【取穴部位】顔面部，内眼角の内上方と眼窩内側壁の間の陥凹部．
　　　　　　注：目を閉じたとき，内眼角の内上方0.1寸の陥凹部にある．

【鍼　　法】正確な刺入方法は手指を用いて眼球を外側へ軽く圧し，刺鍼の間隙を作り，眼球を固定して刺入する．鍼尖を眼窩の内側壁に近づけ，外方に角度85度で0.2～0.6寸刺入する．深刺では1～1.5寸刺入できるが（刺入深度は患者の体型による），大幅な捻転や提挿は避ける．鍼尖が刺入されると緩んだ感じがある．

　睛明穴での鍼刺入において眼窩内の動・静脈を損傷し，眼窩内に血液が溜まり，眼球全体を持ち上げるほどの内出血をおこした症例がある．この例はおそらく眼窩内の血管を破って眼窩脂肪体に広範囲に内出血がおこり，眼球を押し上げるほどになったものと考えられる．

　眼窩内の刺入を行うときは，より細い鍼を使用して，慎重に刺入する必要がある．

【層次解剖】
1. 皮膚：上眼瞼の皮膚は薄く，約1mm程度である．滑車上神経の枝が上眼瞼内側部に分布する．滑車上神経は三叉神経の第1枝である眼神経の枝の前頭神経から分枝し，前頭切痕から前頭部に出る．
2. 皮下組織：上述の神経の分枝が分布する．ここでは内頸動脈の枝の眼動脈から分枝する滑車上動脈と外頸動脈の枝の顔面動脈から分枝する眼角動脈が吻合する．それらの静脈も伴行する．その血管を損傷すると内出血を引き起こす．
3. 眼輪筋：上・下眼瞼の皮下と眼窩周囲にあり，表情筋に属し，眼を閉じる皮筋である．顔面神経の支配を受ける．この経穴への刺鍼によって眼輪筋の痙攣を治療できる．
4. 眼窩脂肪体：眼窩内にある眼球を保護するためにその周囲を取り囲む脂肪組織である．外圧を緩衝する作用がある．また，飢餓時には栄養素補給を行い，眼が窪んでしまうことになる．
5. 鍼は内側直筋と眼窩内側壁の間を通過する：眼球を内側に向ける（内転させる）動眼神経支配の内側直筋は，眼窩深部にある総腱輪から起始し，強膜内側面に停止する．総腱輪からは上・下直筋と外側直筋も起始する．刺鍼の方向をやや外側にするとこの筋に刺入でき，眼の外斜視を矯正できる．この中に鍼尖が入ると粘った感じがする．刺鍼されると患者は腫れぼったい，重たい感覚を覚える．

【周囲の解剖学的構造】
　深部には，視神経，視神経管，長後毛様体動・静脈がある．

- 視神経：網膜の視神経節細胞の軸索の集まりで，視覚情報を視覚野に伝える第Ⅱ脳神経（視神経）である．
- 視神経管：蝶形骨小翼にあり，視神経が通る．
- 長後毛様体動・静脈：眼動脈の分枝である．

【主　　治】結膜炎，角膜炎，近視，視神経炎，視神経萎縮，緑内障，乱視，視網膜炎，早期の軽度白内障，角膜白斑，翼状片，顔面神経麻痺など．
【穴　　性】風邪を流して熱を冷ます．絡脈の気の流れを促して視界を広げる．

注意事項

　85体の頭蓋骨を測定した結果，刺鍼深度が19mmに達すると，鍼の先端部が篩骨前にある動・静脈に当たる．刺入深度が32mmに達すると，鼻の側面にある脈絡膜動脈，または虹彩動脈を，深さ50mmに達すると，視神経管内に走行している視神経と眼動脈に達する．さらに深さが51mmを超えると，海綿静脈洞と3層の脳髄膜および大脳の側頭葉を損傷させる可能性がある．

睛明穴の危険な刺入深度（単位 mm）

穴名	性別	左右別	例数	平均値±標準偏差	有意差
睛明	男	左	21	43.65±5.71	$P > 0.05$
		右	21	42.45±5.63	
	女	左	30	43.28±8.11	
		右	30	43.09±7.04	

臨床現場から

　尾﨑らは睛明穴の刺鍼の安全性について大阪大学歯学部実習用御遺体11体（男6名，女4名，平均84.3歳）を用い，厳振国の研究について追試検討した．内眼角の内上方と眼窩内側壁の間の陥凹部の睛明穴に50mm24号の鍼を矢状方向に刺鍼した結果，鍼は内側眼瞼靱帯とその上部に位置する眼輪筋との間を通過後，眼球の内側に位置する内側直筋の上部を貫通し，その後，眼窩脂肪体を貫通して篩骨眼窩板に当たった．骨までの深度は40mmであった．11体の睛明穴への刺鍼深度の平均は39.3±6.2mm（25.0～48.0mm）で，いずれも鍼は内側直筋と眼窩脂肪体を貫通して，篩骨眼窩板に当たった．

　中国では，結膜炎や視神経萎縮など眼疾患に睛明穴が使用される．また，最近では美容鍼灸で睛明穴への刺鍼が行われている．しかし，解剖学的にこの部は血管が多く，内出血を起こしやすく，内出血するとパンダ様になり，トラブルも発生している．また，眼球が近傍にあり，刺鍼方向が内方にずれれば，眼球を損傷する可能性がある．患者へのインフォームド・コンセントをしっかり行うことと，刺鍼に際しては，刺入鍼が眼球に向かわないよう十分な注意が必要である．

9 風府／風池

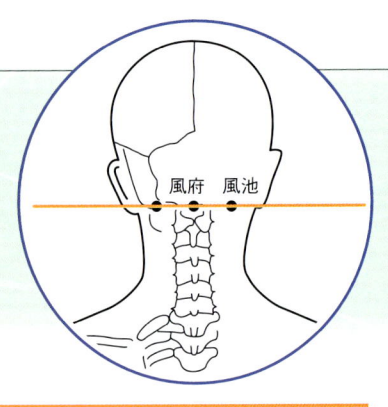

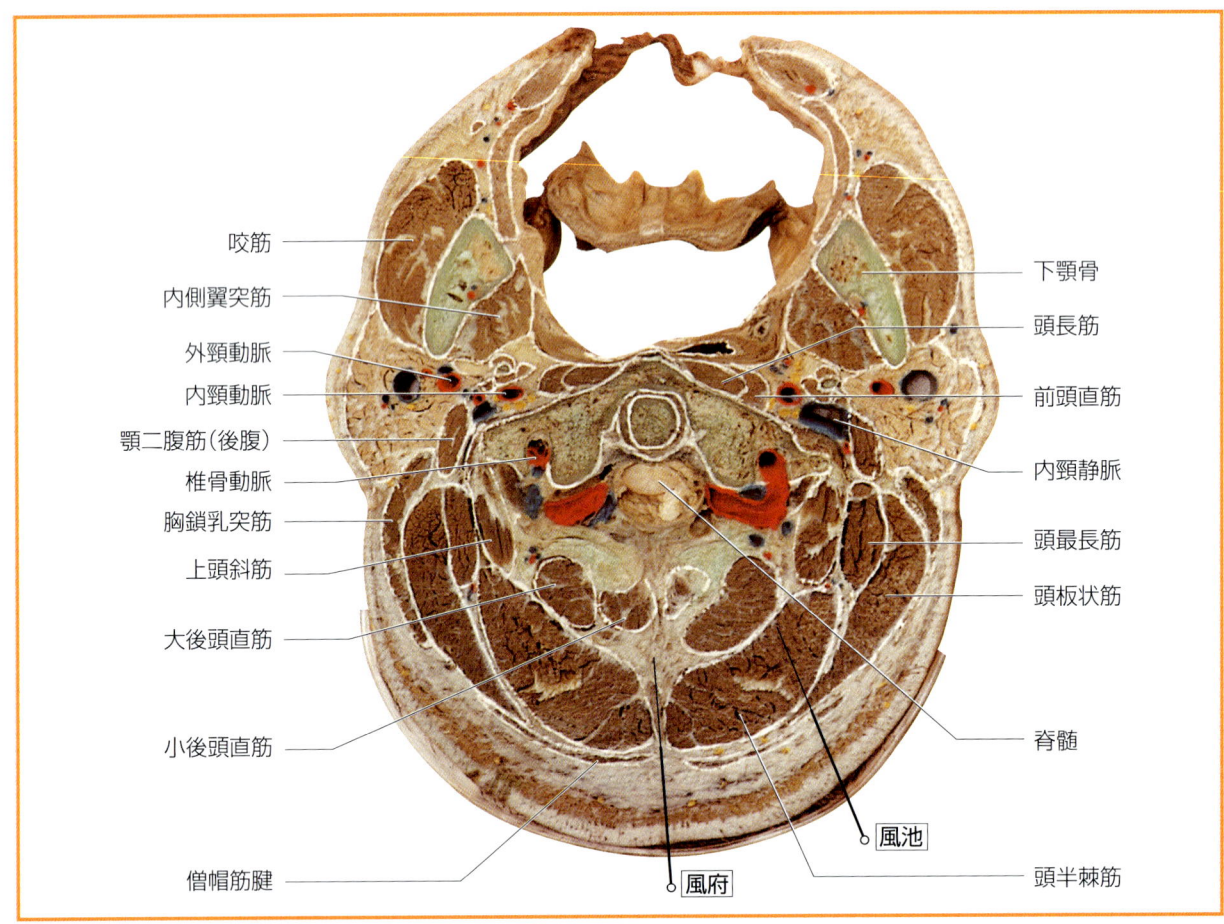

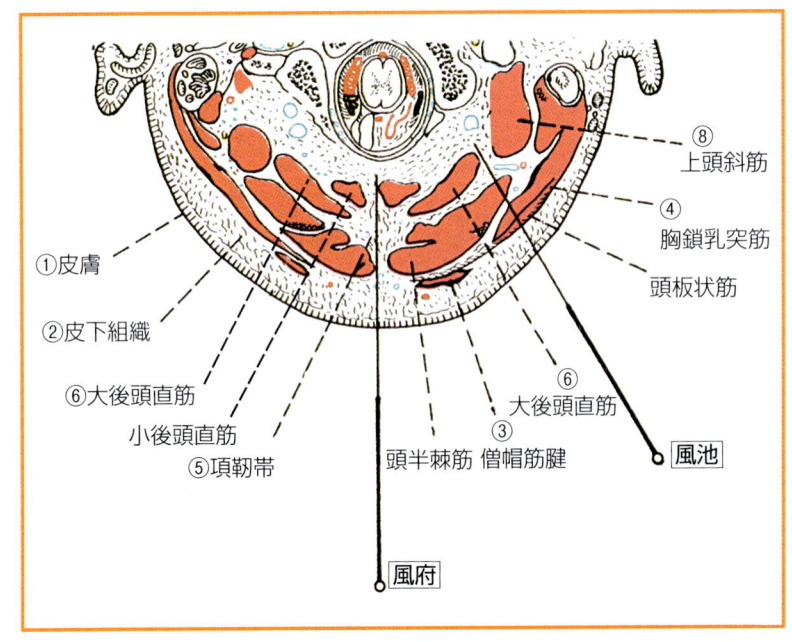

風府穴，風池穴の水平断面層次解剖
（正中断面層次解剖はP54の風府穴，瘂門穴参照）

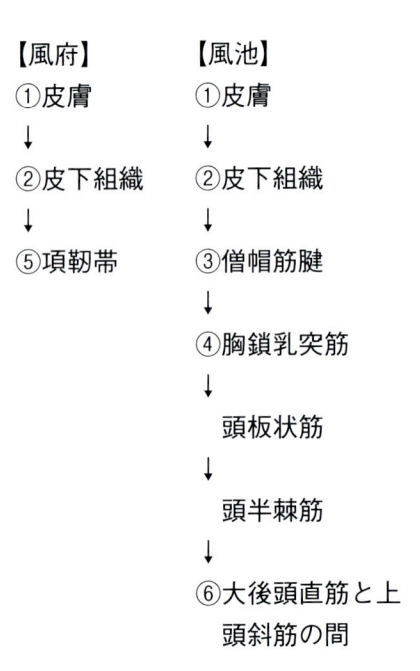

上の断面図ラベル：
- 咬筋
- 内側翼突筋
- 外頸動脈
- 内頸動脈
- 顎二腹筋（後腹）
- 椎骨動脈
- 胸鎖乳突筋
- 上頭斜筋
- 大後頭直筋
- 小後頭直筋
- 僧帽筋腱
- 下顎骨
- 頭長筋
- 前頭直筋
- 内頸静脈
- 頭最長筋
- 頭板状筋
- 脊髄
- 頭半棘筋
- 風池
- 風府

下の模式図ラベル：
- ①皮膚
- ②皮下組織
- ⑥大後頭直筋
- 小後頭直筋
- ⑤項靭帯
- ⑧上頭斜筋
- ④胸鎖乳突筋
- 頭板状筋
- ⑥大後頭直筋
- ③頭半棘筋　僧帽筋腱
- 風池
- 風府

【風府】
①皮膚
↓
②皮下組織
↓
⑤項靭帯

【風池】
①皮膚
↓
②皮下組織
↓
③僧帽筋腱
↓
④胸鎖乳突筋
↓
頭板状筋
↓
頭半棘筋
↓
⑥大後頭直筋と上頭斜筋の間

風府 GV16（★★★）

督脈

【別　　名】舌本，鬼枕，惺惺，曹谿

【出　　典】『鍼灸甲乙経』『霊枢・本輸』

【取穴部位】後頸部，後正中線上，外後頭隆起の直下，左右の僧帽筋間の陥凹部.
　　　　　注：頸部を軽く後屈させた状態で，僧帽筋の緊張を緩め，後髪際中点から後頭骨に
　　　　　　　向かって擦上したところの陥凹部に取る.

【鍼　　法】直刺：0.5～1.2寸（刺入深度は患者の体型による）．下顎骨オトガイ隆起の方向．刺鍼はゆっくりと刺入，提挿と大きな旋捻は避ける．

【層次解剖】
1. 皮膚：毛髪があり，比較的厚いので，刺鍼時には一定の抵抗を感じる．患者は刺鍼時にはしまるような感じを覚える．大後頭神経(C2)と第3後頭神経(C3)が分布する．
2. 皮下組織：疎性結合組織で比較的厚い．第2，3頸神経の皮枝と皮静脈が分布する．脂肪組織の量が多いので刺鍼時の抵抗感は弱い．
3. 項靱帯：強靱性結合組織で一定の硬さがあるので，刺鍼時には抵抗感を感じる．

【周囲の解剖学的構造】
　　深部には，後環椎後頭膜，脊髄の硬膜・クモ膜・軟膜，延髄がある．上方に大後頭孔の後縁，下方には棘突起の名残である環椎後結節，外側には横突孔を通って上行する椎骨動脈がある．

- 後環椎後頭膜：項靱帯の深部にあり，薄くて幅が広い．刺鍼時の抵抗は少ない．
- 脊髄硬膜：脊髄周囲を覆う厚くて硬い強靱性結合組織性の膜なので，刺鍼時の抵抗は大きく感じる．脊柱管内面の骨膜との間には硬膜外腔がある．
- 脊髄クモ膜：薄い結合組織性の膜で，軟膜との間には腔隙がありクモ膜下腔といわれる．そこにはクモの糸のような構造がみられ，脳脊髄液で満たされ，クモ膜下出血を引き起こす血管も走行している．延髄背側部のクモ膜下腔は拡大しており，特に小脳延髄槽といわれる．
- 脊髄軟膜：血管に富む薄い膜で，脊髄表面に密着している．硬膜やクモ膜のようには容易に剥離しない．
- 延髄：大後頭孔を介して脊髄に続き，脳幹の下部を構成する．脳神経核のうち舌咽神経核，迷走神経核，副神経核，舌下神経核がある．内部の網様体には呼吸中枢，嘔吐中枢，心臓血管中枢がある．

【主　　治】中風後遺症，てんかん，頭痛，脊椎炎，頸椎捻挫，四肢のシビレや感覚麻痺，かぜ，統合失調症．

【穴　　性】風邪を散らす．気機を整える．精神活動を安定させる．火邪を排泄する．

注意事項

　項部の経穴の深部には重要な構造があるので，刺鍼時には個人差はあるが，風府穴では平均して，男性53.11±7.95mm，女性50.10±7.93mmを超えて刺入すると，鍼は後環椎後頭膜を貫き，硬膜など深層部組織を貫いて延髄を傷つける．鍼が後環椎後頭膜に至ったときは，鍼に大きな抵抗感を覚え，さらにクモ膜下腔に入ると，鍼尖がなにかを貫いた感覚が生じる．延髄に鍼が入るときには緩んだ感じが出る．また，同時に全身に電気が流れるような感覚が生まれ，大きな声で苦悶感を訴え，精神的に異常な行動が出現する．軽症なものは頭痛，項部痛，眩暈，さらに目がくらみハッキリと見えなくなり，動悸や発汗また嘔吐がある．さらに適切な処理をしなければ，呼吸困難などが認められ，その後意識不明となる．このような症状が出現すると一般的に延髄からの出血が認められるので，速やかに抜鍼を行い，至急，延髄の損傷に対する処置を行わなければ生命への危険性をもたらすことになる．この部位への刺鍼は下顎隆起の方向に向けて刺鍼するのが比較的安全である．鍼尖を鼻背に向けると延髄の重要な部分に達するので，過誤につながる可能性があり，後に重い症状となる．刺鍼時の方向が椎骨動脈に達すると，鍼に拍動がみられる．抜鍼時には，数分間は抜鍼部に圧迫を加える必要がある．もし，動脈より出血が認められたときは局所を冷やして止血効果を高める．また，あわせて患者に頭痛，頭暈，血圧の下降が認められるか否かを観察する必要がある．勝手に放置してはならない．

風府穴の危険な刺入深度（単位 mm）

穴名	性別	例数	平均値±標準偏差	有意差
風府	男	21	53.11±7.95	$P>0.05$
	女	30	50.10±7.93	

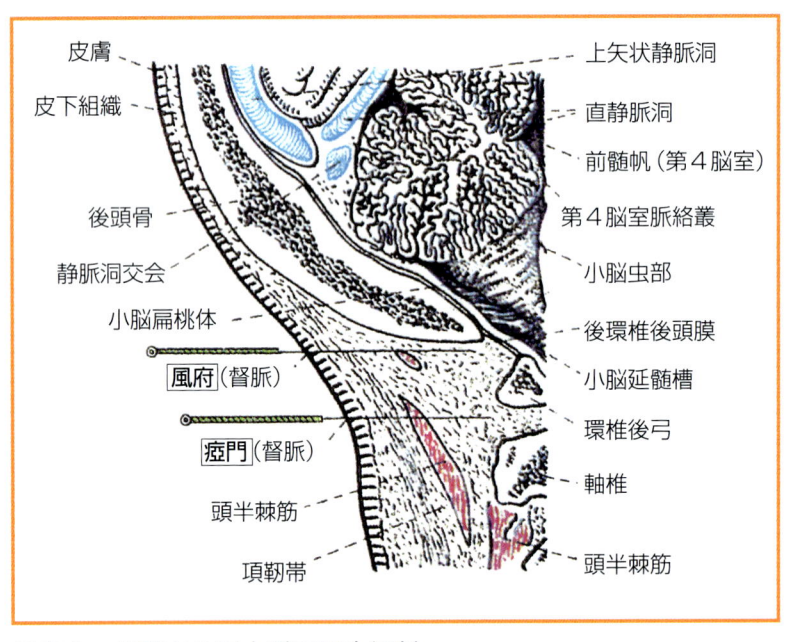

風府穴，瘂門穴の正中断面層次解剖

風池 GB20（★★★）
足少陽胆経

【別　　名】熱府
【出　　典】『鍼灸甲乙経』『霊枢・熱病』
【取穴部位】前頸部，後頭骨の下方，胸鎖乳突筋と僧帽筋の起始部の間，陥凹部．
　　　　　　注：風府（GV16）と同じ高さにある．

【鍼　　法】直刺：0.8～1寸（刺入深度は患者の体型による）．
　　　　　　反対側の内眼角に向けて刺鍼するのが比較的安全な方法である．
　　　　　　左右両側の風池間を透刺するのも比較的安全な方法である．
　　　　　　風池から風府に向かう透刺も比較的安全な方法である．
【層次解剖】1. 皮膚：第2頸神経前枝由来の小後頭神経が分布する（C2）．
　　　　　　2. 皮下組織：上述の皮神経の分枝が分布する．
　　　　　　3. 僧帽筋：副神経脊髄根と頸神経叢（C2～3）の支配を受ける．左右の僧帽筋の起始の腱は広く，菱形をした腱鏡を形成する．
　　　　　　4. 胸鎖乳突筋：胸骨と鎖骨に起始し，側頭骨の乳様突起に停止する．両側の収縮で頭部の後屈に関与する．
　　　　　　5. 頭板状筋：頸神経後枝の外側枝支配である（C3～8）．
　　　　　　6. 鍼は大後頭直筋内側を通る：大後頭直筋は頸神経後枝の後頭下神経の支配を受ける（C1）．
　　　　　　7. 鍼は上頭斜筋外側を通る：上頭斜筋は後頭下神経の支配を受ける（C1）．
　　　　　　8. 後頭三角：風池は肩甲舌骨筋下腹，僧帽筋，胸鎖乳突筋で構成される後頭三角の外側縁の中点にある．
【周囲の解剖学的構造】
　　　　　　深部には環椎後頭関節がある．
　　　　　　・環椎後頭関節：後頭骨の後頭顆と環椎の上関節面で形成される．この関節の外側を椎骨動・静脈が通る．さらに深部には延髄があるので注意を要する．
【主　　治】風邪，中風後遺症，てんかん，神経性頭痛，脊椎炎，頸椎捻挫，眩暈，鼻炎，耳鳴り，難聴，高血圧，目や脳の疾患．
【穴　　性】風邪を取り表証を解く．邪気を流して熱をさます．頭部の経気を改善させて視界を広げる．

注意事項

　この経穴の深部の構造は特に重要で，主に延髄と椎骨動脈がある．これらはそれぞれ環椎後頭関節の内部と外側にある．風池穴への刺入において，反対側の外眼角に向けて鍼を刺入させた場合（下図左：風池穴における危険な刺入方向）では皮膚から皮下組織，僧帽筋と胸鎖乳突筋の間を抜けて，頭板状筋，頭半棘筋を通り，大後頭直筋を貫いてから黄色靭帯の続きの後環椎後頭膜を貫き，硬膜，クモ膜，椎骨動脈または後脊髄動脈，軟膜を抜けて延髄に至る可能性がある．もし，刺鍼時の感覚が急に軟らかくなり緩み，さらに鍼を進めると反対にピーンと堅くなり，それを貫通した感覚を感知して，再び軟らかく緩んだ感覚が術者の手に伝わったとき，脊髄の上端や，延髄の下端を貫通している恐れがある．ひどい場合は命にかかわるので，深刺を避け，椎骨動脈の損傷を避けなければならない．

　そこで，刺入方向については，反対側の内眼角に向けて鍼を刺入させる．この場合（下図右：風池穴における安全な刺入方向）には皮膚から皮下組織，僧帽筋と胸鎖乳突筋の間を抜けて，頭板状筋，頭半棘筋を通り，大後頭直筋と上頭斜筋の間に至り，延髄に刺入されることはない．反対側の風池穴に向けて刺入するのも安全な刺入のひとつでもある．また，雀啄や旋撚などの手技についても強い刺激には十分な注意を払う必要がある．

　風池穴の危険な刺入深度は男性：左側 50.31 ± 8.26 mm，右側 51.12 ± 8.43 mm，女性：左側 49.37 ± 9.94 mm，右側 49.52 ± 9.98 mm となり，平均して約 50 mm で延髄に達する可能性がある．刺入深度については実際には太った人や痩せた人もいるので，より安全性を考慮するならば，押手の皮膚圧迫によるさらなる深度変化を考えて 30 mm の長さの短い鍼を使用するのが最も安全である．

男女別風池穴の危険な刺入深度（単位 mm）

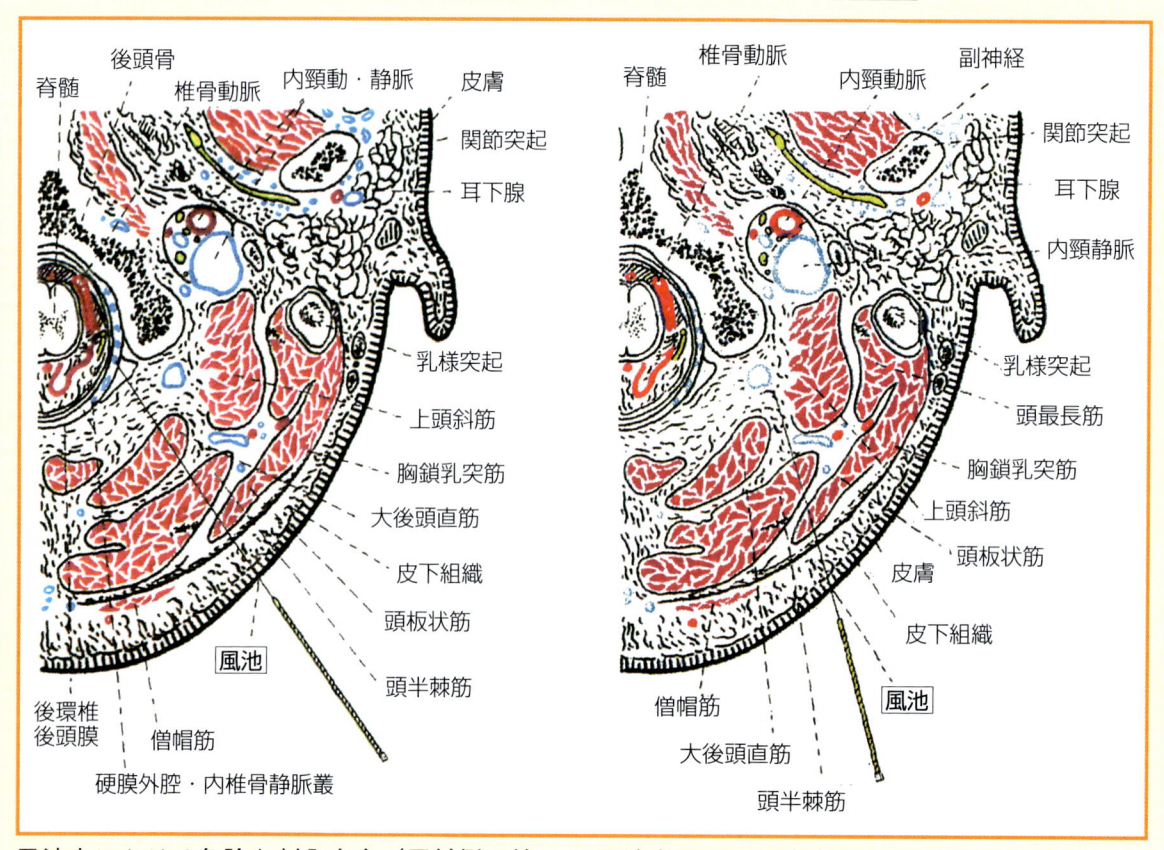

穴名	性別	左右別	例数	平均値±標準偏差	有意差
風池	男	左	21	50.31 ± 8.26	$P > 0.05$
		右	21	51.12 ± 8.43	
	女	左	30	49.37 ± 9.94	
		右	30	49.52 ± 9.98	

風池穴における危険な刺入方向（反対側の外眼角に向ける）

風池穴における安全な刺入方向（反対側の内眼角に向ける）

10 人迎／扶突

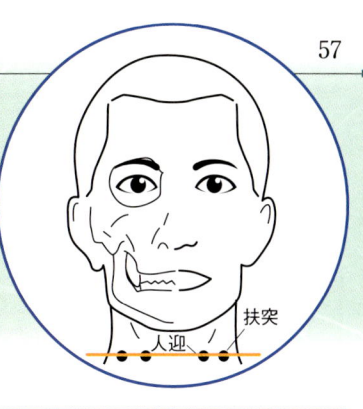

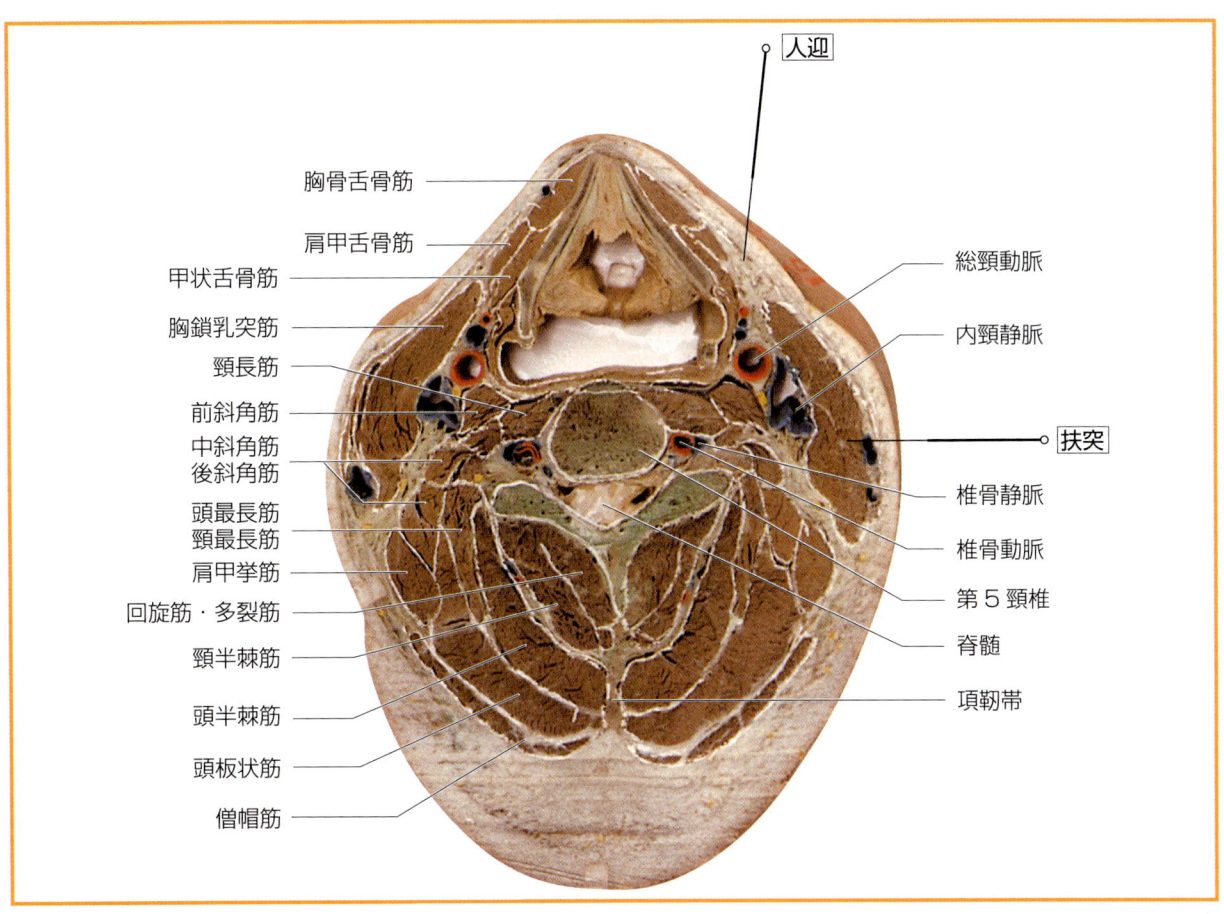

横断面の標識（上図）:
- 胸骨舌骨筋
- 肩甲舌骨筋
- 甲状舌骨筋
- 胸鎖乳突筋
- 頸長筋
- 前斜角筋
- 中斜角筋
- 後斜角筋
- 頭最長筋
- 頸最長筋
- 肩甲挙筋
- 回旋筋・多裂筋
- 頸半棘筋
- 頭半棘筋
- 頭板状筋
- 僧帽筋
- 人迎
- 総頸動脈
- 内頸静脈
- 扶突
- 椎骨静脈
- 椎骨動脈
- 第5頸椎
- 脊髄
- 項靱帯

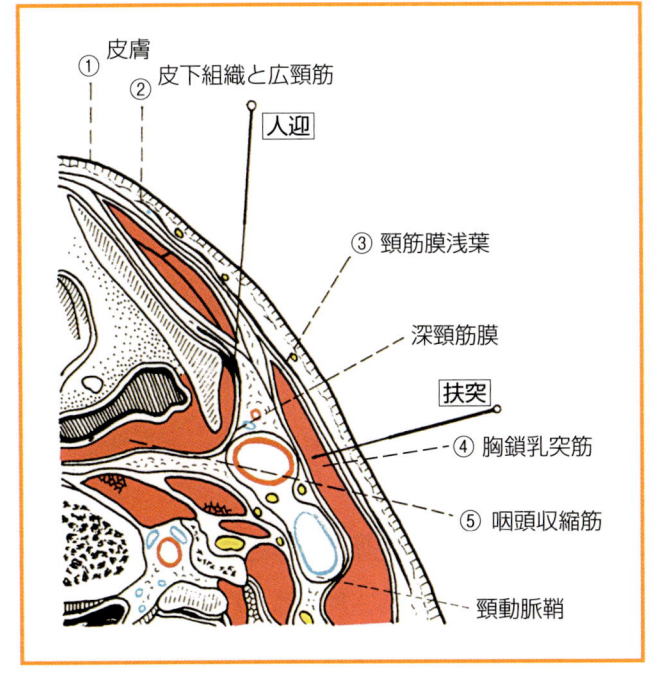

下図の標識:
- ① 皮膚
- ② 皮下組織と広頸筋
- 人迎
- ③ 頸筋膜浅葉
- 深頸筋膜
- 扶突
- ④ 胸鎖乳突筋
- ⑤ 咽頭収縮筋
- 頸動脈鞘

【人迎】
① 皮膚
↓
② 皮下組織
↓
③ 頸筋膜浅葉
↓
⑤ 咽頭収縮筋

【扶突】
① 皮膚
↓
② 皮下組織
↓
④ 胸鎖乳突筋

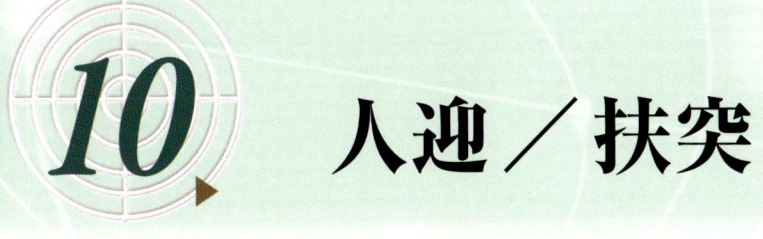

人迎穴，扶突穴の水平断面層次解剖

人迎 ST9（★★）

足陽明胃経

【別　　名】天五会
【出　　典】『鍼灸甲乙経』『霊枢・本輸』
【取穴部位】前頸部，甲状軟骨上縁と同じ高さ，胸鎖乳突筋の前縁，総頸動脈上．
　　　　　　注1：胸鎖乳突筋は，抵抗に抗して頭を反対側に向けるとより明瞭に現れる．
　　　　　　注2：扶突（LI18），天窓（SI16）および甲状軟骨上縁と同じ高さにある．胸鎖乳突筋の前縁が人迎（ST9），後縁が天窓（SI16），前縁と後縁の中央に扶突（LI18）がある．

【鍼　　法】深部には総頸動脈の拍動を触れるので，それを避けるために，その前方に向ける．
　　　　　　直刺：0.2〜0.4寸．1寸（刺入深度は患者の体型による）まで可能．
【層次解剖】1. 皮膚：頸横神経が分布する．
　　　　　　2. 皮下組織：上述の皮神経の分枝が分布する．顔面神経支配の表情筋である広頸筋がある．皮下組織内を走行するので皮筋といわれる．
　　　　　　3. 頸筋膜浅葉：胸鎖乳突筋を包み，上方は咬筋筋膜に続き，下方は鎖骨と胸骨上縁に続く．
　　　　　　4. 咽頭収縮筋：主に甲状軟骨につき咽頭壁を構成する．嚥下に関与し，迷走神経の咽頭枝の支配を受ける．

【周囲の解剖学的構造】

深部には下記の構造がある．

・胸鎖乳突筋：胸骨と鎖骨に起始し，側頭骨の乳様突起に停止する．両側の収縮で頭部の後屈に関与する．
・舌骨下筋群：胸骨舌骨筋，胸骨甲状筋，甲状舌骨筋，肩甲舌骨筋の4筋からなる．頸神経ワナの支配を受ける．
・頸動脈鞘：頸部の回転による総頸動脈（前内側），内頸静脈（後外側），迷走神経（前二者の間の内側）のねじれを解消するために，それらを包む鞘状組織である．鍼は頸動脈鞘の前内方を通過するので，もし外側に偏位すると総頸動脈に刺入する可能性がある．さらに，外方に向けると総頸動脈の後外側から，内頸静脈，迷走神経へと刺入するので注意を要する．
・椎前葉と交感神経幹：頸動脈鞘の深部には交感神経幹を包む椎前葉があるので刺鍼は1寸を超えてはならない．

【主　　治】高血圧，低血圧，喘息，甲状腺腫，咽喉腫痛，音声障害．
【穴　　性】胸部の経気を和ませて呼吸困難を安定させる．熱をさます．

注意事項

『鍼灸甲乙経』では「禁不可灸，刺入4分，過深不幸殺人（灸は禁止，刺入は4分，過刺入は不幸に殺人を起こす）」とある．
刺鍼部の深部には上甲状腺動・静脈および総頸動脈があるので深刺に注意する．
　1．総頸動脈の受傷
　2．迷走神経の受傷

扶突 LI18（★★）
手陽明大腸経

【別　　名】水穴『外台』
【出　　典】『鍼灸甲乙経』『霊枢・本輸』
【取穴部位】前頸部，甲状軟骨上縁と同じ高さ，胸鎖乳突筋の前縁と後縁の間．

【鍼　　法】正座または仰臥位で，喉頭隆起の外方3寸．
　　　　　　直刺：0.5〜1寸（刺入深度は患者の体型による）．

【層次解剖】1. 皮膚：頸横神経が分布する（C2，3）．
　　　　　　2. 皮下組織：上述の皮神経の分枝が分布する．顔面神経支配の表情筋である広頸筋がある．皮下組織内を走行するので皮筋といわれる．
　　　　　　3. 広頸筋：頸部前面外側部皮下にある表情筋である．幅の広い長方形の皮筋で，耳下腺内を走行する顔面神経頸枝が支配する．
　　　　　　4. 胸鎖乳突筋：胸骨柄前面と鎖骨内側から起始し，側頭骨の乳様突起に停止する．頸部の両側を後外方に斜めに走行する筋である．表面は頸筋膜の浅葉に包まれ，両側の収縮で頭部の後屈に関与する．

【周囲の解剖学的構造】
　　　　　　人迎と同様である（前頁参照）．

【主　　治】咽喉腫痛，喘息，多痰，嚥下困難，甲状腺手術時の鍼刺麻酔点．
【穴　　性】経気の流れを整えて痰濁を巡らせ，呼吸困難を和らげる．

注意事項
　刺鍼部の深部は頸動脈鞘の後壁となっており，その中には総頸動脈，内頸静脈および迷走神経があるので深刺を避ける．

臨床現場から
　胸鎖乳突筋は，頭痛や頸肩腕痛などの頭頸部や上肢の症状時，二次的に圧痛や筋緊張を起こすことが多く，刺鍼点として有数なポイントである．しかし，神経や動脈が多く存在し，内出血や神経損傷を引き起こすことがあり，注意が必要である．特に胸鎖乳突筋の深部には頸動脈鞘に包まれた総頸動脈や内頸静脈，迷走神経があり，これらを損傷しないように刺入は胸鎖乳突筋の位置でとどめる必要がある．また，頸横神経が胸鎖乳突筋を横切っているため，切皮程度の深さで神経に当たれば，前頸部にぴりぴりとした不快感が現れる．そのときは抜鍼し，刺しなおすことを勧める．

11 承泣／四白

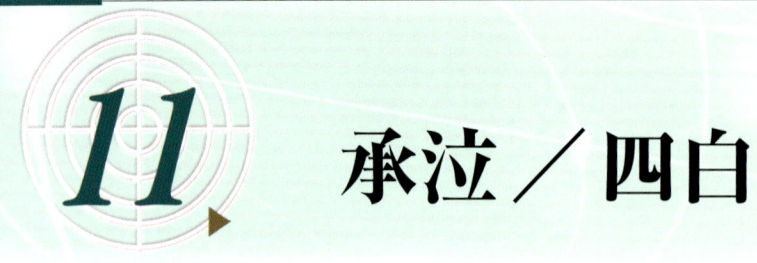

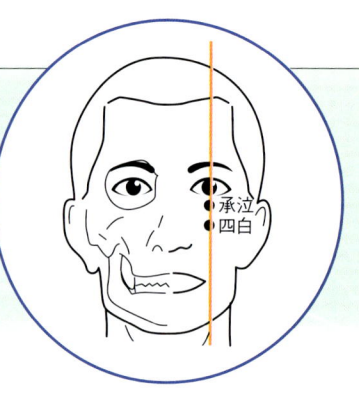

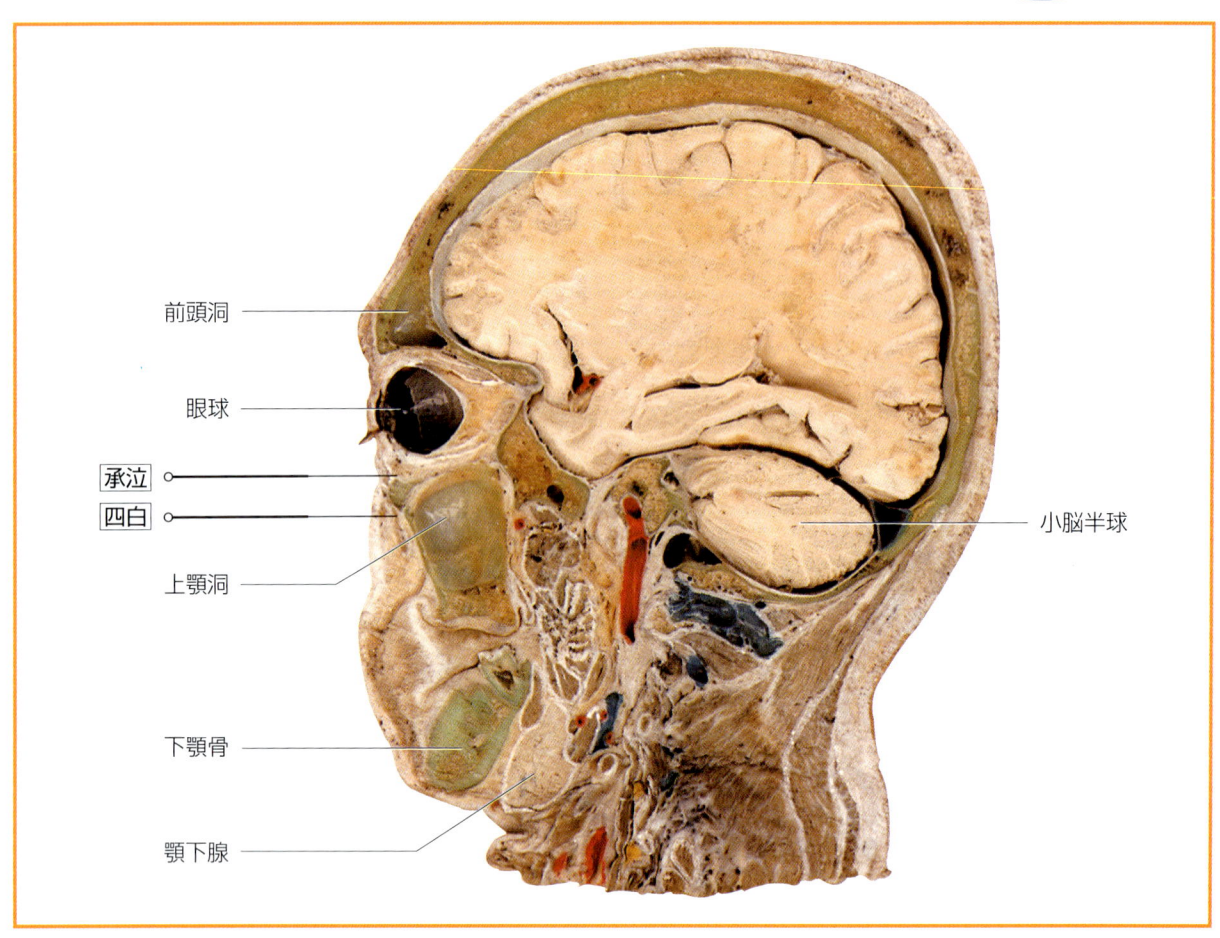

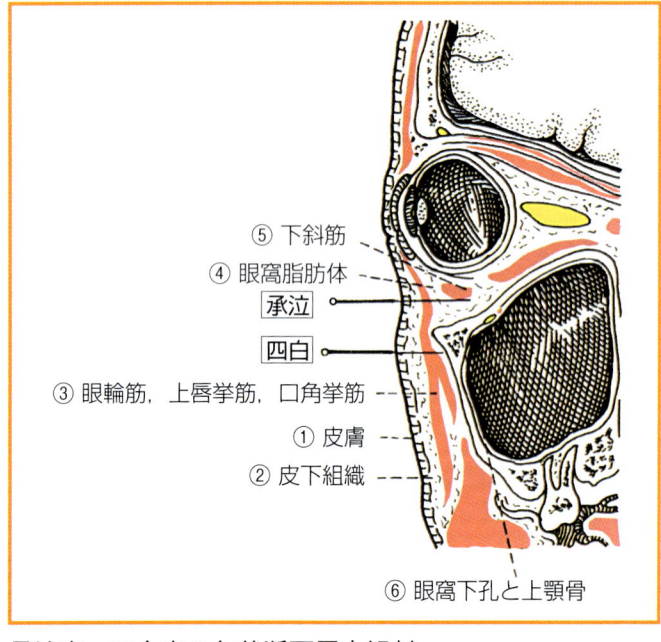

承泣穴，四白穴の矢状断面層次解剖

図中ラベル（解剖写真）:
- 前頭洞
- 眼球
- 承泣
- 四白
- 上顎洞
- 下顎骨
- 顎下腺
- 小脳半球

図中ラベル（模式図）:
- ⑤ 下斜筋
- ④ 眼窩脂肪体
- 承泣
- 四白
- ③ 眼輪筋，上唇挙筋，口角挙筋
- ① 皮膚
- ② 皮下組織
- ⑥ 眼窩下孔と上顎骨

【承泣】
① 皮膚
↓
② 皮下組織
↓
③ 眼輪筋
↓
④ 眼窩脂肪体
↓
⑤ 下斜筋

【四白】
① 皮膚
↓
② 皮下組織
↓
③ 眼輪筋・上唇挙筋・口角挙筋
↓
⑥ 眼窩下孔
　 上顎骨

承泣 ST1（★★★）

足陽明胃経

【別　　名】 鼷穴，面䯏，溪穴
【出　　典】 『鍼灸甲乙経』
【取穴部位】 顔面部，眼球と眼窩下縁の間，瞳孔線上．

【鍼　　法】 患者の眼を上に向かせ，眼窩下縁よりゆっくりと刺入する．または眼窩皮下に刺入後，内眼角の方向に沿って横刺する．深刺時には鍼尖の方向を変えたり，眼窩尖端の方向に向けたりして刺入してはいけない．
　　　　　　直刺：0.3～0.5寸．浅刺がよい．1～1.5寸刺入可（刺入深度は患者の体型による）．

【層次解剖】
1. 皮膚：三叉神経の第2枝である上顎神経の分枝で，眼窩下孔を出てくる眼窩下神経が分布する．
2. 皮下組織：上述の皮神経の分枝と顔面神経の頬骨枝が分布する．血管が豊富で，顎動脈の分枝で眼窩下孔を出てくる眼窩下動脈の枝がある．伴行する眼窩下静脈の静脈血は眼静脈に入る．
3. 眼輪筋：上・下眼瞼の皮下にあり，表情筋に属し，眼を閉じる筋である．顔面神経の側頭枝と頬骨枝の支配を受ける．
4. 眼窩脂肪体：眼窩内にある眼球と外眼筋を保護するためにその周囲を取り囲む脂肪組織である．外圧を緩衝する作用がある．刺鍼時にこの部位を通過するときには，緩んだ感覚がある．また，飢餓時には栄養素補給を行い，眼が窪んでしまうことになる．
5. 下斜筋と下直筋：下斜筋は眼窩下壁の内側から起始し，眼球下外側の強膜に停止し，眼球を上外方に回転させる．下直筋は総腱輪から起始し，眼球下部の胸膜に停止し，眼球を下方に向ける．両筋は動眼神経下枝の支配を受け，内頸動脈の枝の眼動脈の血液供給を受ける．

【周囲の解剖学的構造】
・下斜筋と下直筋：鍼尖部が眼窩脂肪体に達すると，下斜筋に刺入している可能性がある．さらに深部に達すると，下直筋に刺入する．もし，この血管を損傷すると眼窩脂肪体に出血を生じる．術者は鍼がこれらの筋に刺入すると粘った感覚を覚える．一方，患者は鋭く，腫れぼったい，重たいような感覚に襲われる．
・眼窩下溝と眼窩下管：眼窩下壁の中央部には眼窩下溝があり，前方の眼窩下管につながる．その管の中を三叉神経第2枝の上顎神経の枝である眼窩下神経と顎動脈終枝の眼窩下動脈と伴行する眼窩下静脈が通過する．したがって，眼窩下壁への刺入には注意する．

【主　　治】 急性・慢性結膜炎，近視，色盲，視神経炎，視神経萎縮，眼輪筋痙攣，角膜炎，白内障，網膜色素変性症．

【穴　　性】 風邪を散らして火邪を除き，邪気を退散させて視界を広げる．

注意事項

眼動・静脈の分枝の損傷による血腫を避けるために，雀啄および深刺に注意する．

1. 眼窩下壁出血：眼窩下溝内の刺入は危険で，眼窩下動・静脈を損傷する．
    最も危険なのは眼窩下溝中への刺入で，眼窩下動脈と静脈を損傷する．眼窩下縁中点より，眼窩下管の溝への移行部の距離は平均10mmで眼窩下溝の長さは平均16mmである．したがって，刺入深度が平均10mmを超えると，鍼尖部が眼窩下壁に沿って近づき，眼窩下溝に入る危険性がある．そして眼窩下動脈と静脈を傷つけると出血する．よって深刺する場合には眼窩下壁に鍼尖を近づけずに刺入する．
2. 眼球への刺入：眼窩下縁に近づくと一般的に眼球中に至ることはない．睛明穴の解説を参照のこと．
3. 総腱輪と視神経の受傷：睛明穴に同じ．
4. 眼動脈の本幹の受傷：眼動脈は視神経とともに視神経管から眼窩腔内に入る．刺鍼ははじめ視神経の外側より下に向けて刺入し，その後，視神経の方に向ける．ゆえに承泣穴に深刺した場合に眼動脈への損傷も多くなるため，深刺時には1.5寸を超えてはいけない．
5. 上眼窩裂と深部組織：眼窩下壁は眼窩上壁より短い．刺鍼時の深度が男性で平均49mm，女性で平均47mmを超えると，すぐに上眼窩裂に達する．睛明穴を参照のこと．

四白 ST2(★★)

足陽明胃経

【別　　名】面鼽，骨空
【文　　献】『鍼灸甲乙経』・『銅人』
【取穴部位】顔面部，眼窩下孔部．

【鍼　　法】直刺：0.2〜0.3寸（刺入深度は患者の体型による）．眼窩下孔の深刺は避ける．または経絡に沿って約1寸横刺する．

【層次解剖】
1. 皮膚：三叉神経の第2枝である上顎神経の分枝で，眼窩下孔を出てくる眼窩下神経が分布する．
2. 皮下組織：上述の皮神経の分枝と顔面神経の頬骨枝が分布する．血管が豊富で，顎動脈の分枝で眼窩下孔を出てくる眼窩下動脈の枝がある．伴行する眼窩下静脈の静脈血は眼静脈に入る．
3. 眼輪筋と上唇挙筋：四白は眼輪筋の下眼瞼部と上唇挙筋の交叉部位にある．眼輪筋は上・下眼瞼の皮下にあり，表情筋に属し，眼を閉じる筋である．顔面神経の側頭枝と頬骨枝の支配を受ける．上唇挙筋も表情（皮）筋に属し，顔面神経頬骨枝の支配を受ける．
4. 口角挙筋：上唇挙筋の深部にあり，顔面神経頬骨枝の支配を受ける．経絡に沿い下方に向かって斜刺するとこの筋に達する．半身不随時の顔面表情麻痺の改善にこの筋を刺激する．
5. 上顎骨と眼窩下孔：眼窩下縁にある上顎骨の眼窩下孔を上顎神経の枝の眼窩下神経と外頸動脈の2終枝の一つである顎動脈の終枝の眼窩下動脈および伴行する静脈が通る．

【周囲の解剖学的構造】
- 眼窩下孔：眼窩下管から出てくる眼窩下動脈が眼窩下孔から出る．刺鍼時に，眼窩下管に刺入すると眼窩下動・静脈を損傷して出血を生じることがある．

【主　　治】顔面神経麻痺，顔面痙攣，三叉神経痛，角膜炎，副鼻腔炎，近視，胆道蛔虫症．
【穴　　性】風邪を散らして視界を広げる．筋脈の活動をスムーズにする．

12 天突

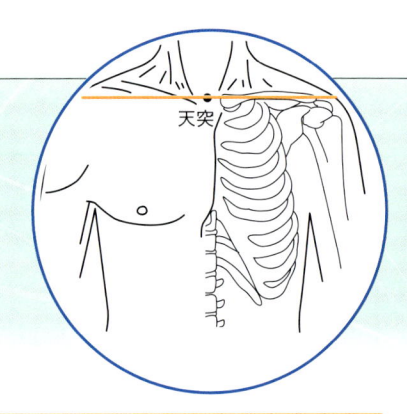

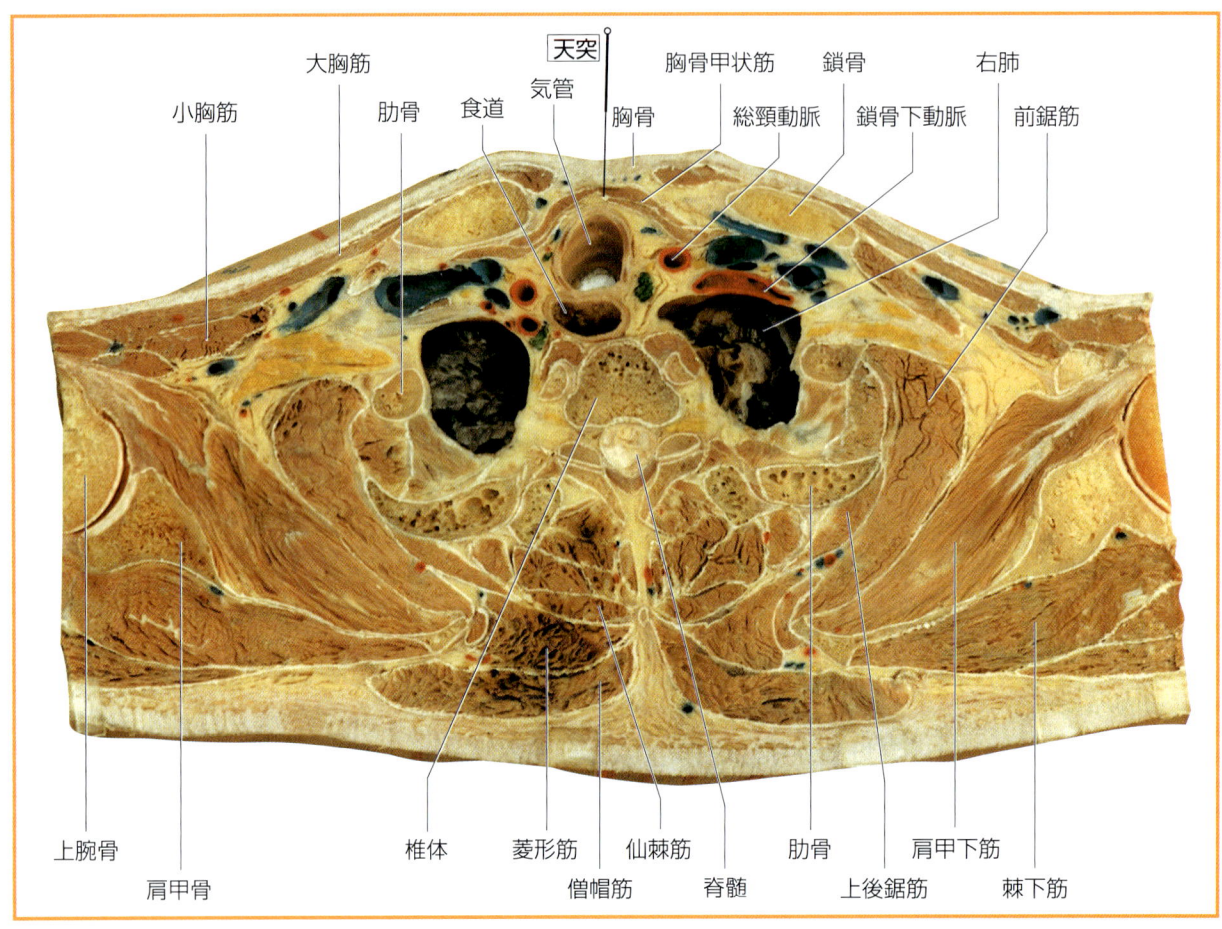

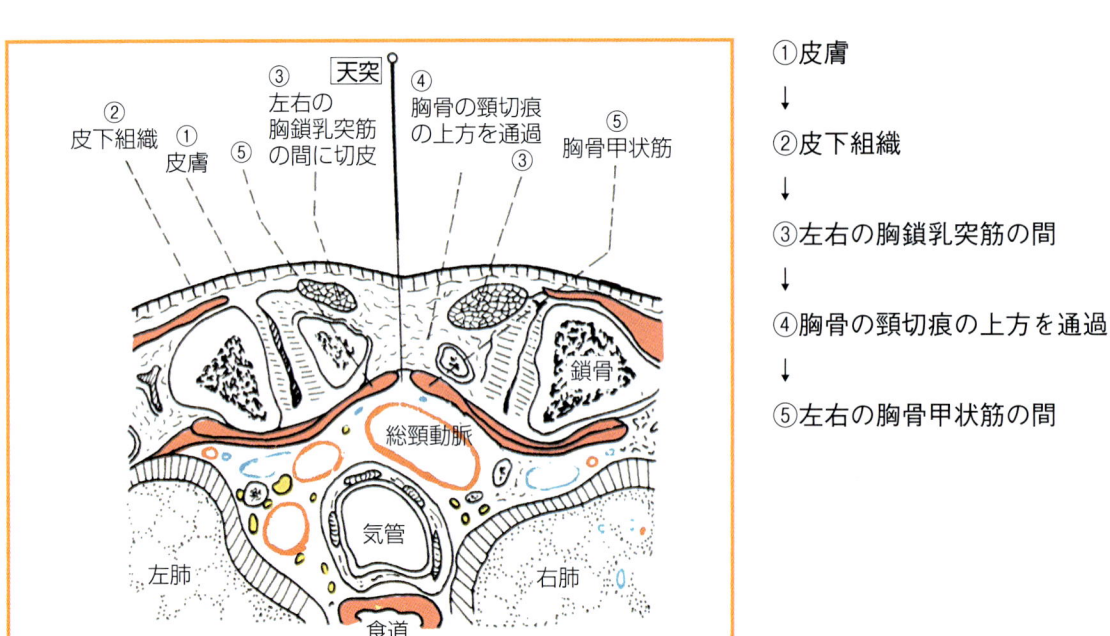

(図中ラベル - 上図)
小胸筋、大胸筋、肋骨、食道、気管、天突、胸骨、胸骨甲状筋、鎖骨、総頸動脈、鎖骨下動脈、右肺、前鋸筋
上腕骨、肩甲骨、椎体、菱形筋、仙棘筋、僧帽筋、脊髄、肋骨、上後鋸筋、肩甲下筋、棘下筋

(図中ラベル - 下図)
②皮下組織、①皮膚、③左右の胸鎖乳突筋の間に切皮、天突、④胸骨の頸切痕の上方を通過、⑤胸骨甲状筋、鎖骨、総頸動脈、左肺、気管、右肺、食道

①皮膚
↓
②皮下組織
↓
③左右の胸鎖乳突筋の間
↓
④胸骨の頸切痕の上方を通過
↓
⑤左右の胸骨甲状筋の間

天突穴の水平断面層次解剖

天突 CV22（★★★）
任脈

【別　　名】玉戸『鍼灸甲乙経』
【出　　典】『霊枢・本輸』
【取穴部位】前頸部，前正中線上，胸骨上窩の中央．
　　　　　　注：左右の鎖骨内側端間の中央陥凹部にある．

【鍼　　法】通常は浅刺，深刺の2種類がある．
　①浅刺法：直刺0.3～0.5寸．児童によい．
　②深刺法：先に前頸部の皮膚に近づけ，0.3寸直刺後，胸骨柄の後方に向け1～1.5寸刺入（刺入深度は患者の体型による）．深刺は禁物．鍼尖の方向は胸骨柄に近づける．斜め後方には気管があるので注意する．下に向けて直刺する．肺があるので，正中線よりずれて左右両側に向けてはいけない．深刺時には鍼がスカスカし，患者は咽喉部の緊張感を覚える．

【層次解剖】
1. 皮膚：第2，3頸神経前枝からなる頸横神経が分布する．
2. 皮下組織：上述の皮神経の分枝がある．皮下脂肪の量は個人によって異なっている．下甲状腺動脈の枝がある．頸部正中線上には1本の前頸正中静脈があるので注意する．
3. 浅頸筋膜（浅葉）：頸部の筋膜である頸筋膜の一つで，広頸筋の下にある薄い筋膜である．正中部で合し密性結合組織になっているので，ここに刺鍼すると鍼に粘り感を感じる．
4. 気管前葉：頸部の筋膜である頸筋膜の一つで舌骨下筋の胸骨甲状筋を包む．
5. 気管前隙：気管前葉の下にあり，疎性結合組織性である．
6. 胸腺：Tリンパ球の供給を行う中枢性リンパ器官であり，心臓の上方で気管の両側に位置する．思春期に最大となり，加齢とともに脂肪組織化してくる．

【周囲の解剖学的構造】
1. 気管前葉，気管前隙：気管前葉を通過すると鍼尖は気管前隙に入るので鍼感は緩んでくる．非常に薄いので注意する．深く刺す場合は鍼尖を下方に向けて刺入する．方向を間違えなければ鍼尖は胸郭上口へ向かう．さらに深くなると縦隔の疎性結合組織から胸腺に刺入する．
2. 気管：直刺で0.5寸以上の深刺をすると気管に達するので避ける．気管と輪状軟骨間の靭帯に入ると，鍼尖部に粘り感が出てくる．気管粘膜にまで達すると激しい咳反射が起こる．
3. 大動脈弓と腕頭動脈および左総頸動脈：大動脈弓の最高位は胸骨柄の中点あるいはそれよりやや高い位置にある．気管前方にある大動脈弓から腕頭動脈，左総頸動脈，左鎖骨下動脈が分岐するので，気管のやや斜め後ろに向かうと大動脈弓を損傷し，右側に向かって斜刺すると腕頭動脈を，左側に向かって斜刺すると左総頸動脈を刺すおそれがある．これら3つの動脈は比較的の血管壁が厚く当たるとはっきりとした拍動を感じるので，注意する．
4. 肺尖と胸鎖関節：肺尖は鎖骨の上方2～3cmにあり，胸鎖関節の斜め後ろに相当する．鍼尖が右あるいは左斜め方向に向かうと肺を損傷し，気胸を引き起こす可能性がある．

【主　　治】気管支喘息，慢性気管支炎，咽喉炎，甲状腺腫，横隔膜痙攣，食道痙攣，神経性嘔吐，声帯疾患．
【穴　　性】肺気を巡らせて痰濁を取り除き，咽喉に流れる経気を和ませて声の力を強める．

注意事項

1. 直刺により鍼が深部に達して気管軟骨にふれたとき抜鍼をすぐに行えば，鍼灸治療には影響しない．もし気管周辺の靱帯に刺入した場合には，気管壁を貫通しやすくなって気管粘膜が損傷する．患者の喉に痒みを覚え，激しく咳嗽が起これば，鍼体には咳嗽時に強烈な震動が伝わる．このときはすぐに鍼を抜いて，患者に水を飲ませて休ませる．さもなければ取り返しのつかない結果を生むので注意する．
2. 後方に偏って深刺すると，大動脈弓などの動脈にあたる．このとき鍼のひびきは非常に鮮明である．すぐに抜鍼する．一般的には鍼が刺さったことによる出血を誘発させることは少ない．しかし，もし患者が胸悶，疼痛を自覚すれば精密な検査を行って対処する．出血が明らかになれば他科での治療が必要となる．この種類の事故は刺鍼方向が後方に偏りすぎたために発生するので，それに注意すれば防止することができる．
3. 肺の前面境界部の刺入により気胸を引き起こす．胸骨柄の後からの深部刺入，または肺の両側から一方的に偏った刺鍼により生じる．特に肺気腫の患者への深刺には配慮する．もし，刺鍼後に呼吸困難などが発生したら気胸に対する処置を速やかに行うことが必要である．

危険な刺入深度は，男性 22.91 ± 7.97 mm，女性 24.59 ± 7.17 mm である．

臨床現場から

天突穴は，咳や痰や喘息など呼吸器疾患時の反応点，治療点として使用することの多い経穴である．しかし，刺鍼の方向や深度を間違えば血管損傷などを引き起こすので注意が必要である．前掲のように，仰臥位で気管方向へ刺入し，壁に当たると急激に咳込み，抜鍼困難になることがある．また，胸骨のすぐ裏には鎖骨下動脈や静脈が存在し，動脈より静脈のほうが浅く頭方に存在するので，胸骨と気管の間に刺入する場合，静脈損傷を防止するよう注意しなければならない．

13 膻中

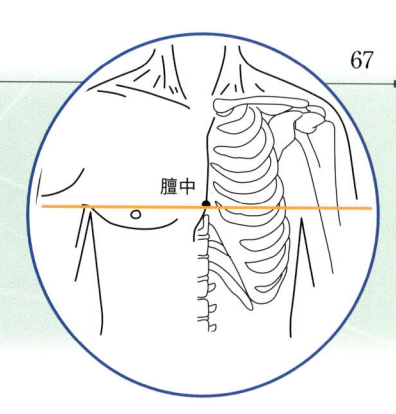

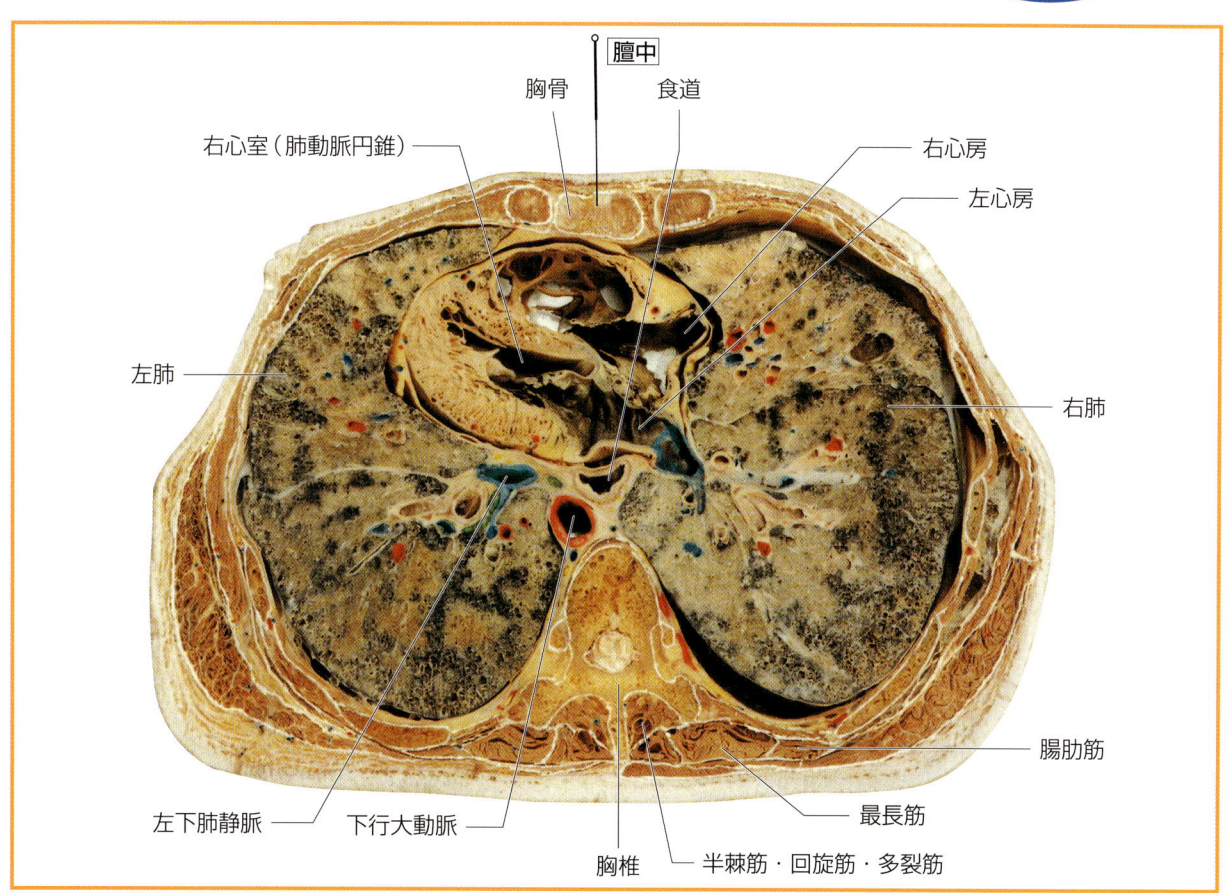

図中ラベル（上図・水平断面）:
- 膻中
- 胸骨
- 食道
- 右心室（肺動脈円錐）
- 右心房
- 左心房
- 左肺
- 右肺
- 左下肺静脈
- 下行大動脈
- 胸椎
- 半棘筋・回旋筋・多裂筋
- 最長筋
- 腸肋筋

図中ラベル（下図）:
① 皮膚
② 皮下組織
④ 胸骨体
③ 大胸筋
膻中

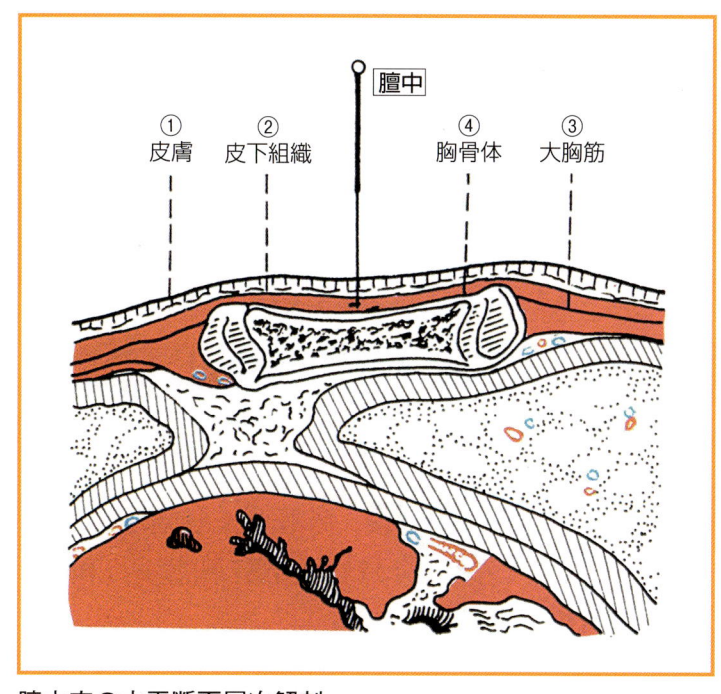

① 皮膚
↓
② 皮下組織
↓
③ 左右の大胸筋の間
↓
④ 鍼の深部に胸骨体

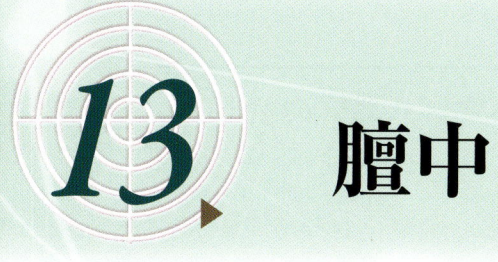

膻中穴の水平断面層次解剖

膻中 CV17（★★★胸骨裂孔がある場合のみ）（心包の募穴，八会穴の気会）

任脈

【別　　名】上気海（『類経図翼』），元児（『鍼灸甲乙経』）
【出　　典】『鍼灸甲乙経』『霊枢・脹論』『霊枢・根結』
【取穴部位】前胸部，前正中線上，第4肋間と同じ高さ．

【鍼　　　法】横刺：0.3～0.5寸．
【層次解剖】1. 皮膚：第4肋間神経の前皮枝の内側皮枝が分布する．
　　　　　　2. 皮下組織：上述の皮神経と鎖骨下動脈から分枝する内胸動脈と伴行する静脈の枝がある．
　　　　　　3. 大胸筋：外側・内側胸筋神経支配で，肩関節の内転に関与する．
　　　　　　4. 胸骨体：深部には胸骨の3つの区分のうちの胸骨体がある．
【周囲の解剖学的構造】
　　　　　　・胸骨裂孔：深部には胸骨裂孔がある場合があり，深刺すると心臓を刺鍼する可能性がある．
【主　　　治】気管支喘息，気管支炎，胸痛，乳腺炎，肋間神経痛，狭心症，乳汁欠乏症．
【穴　　　性】経気の流れを調えて五臓の気の逆上を防ぎ，肺に滞った痰濁をとる．胸部を広げて横隔膜の働きを正常にする．

注意事項

　下記に示すように胸骨体中央部に脂肪組織や結合組織で構成される胸骨裂孔という孔が存在することがある．そのような変異がある場合には鍼が刺入されるので注意が必要である．

　Halvorsen TB.et al：Fatal cardiac tamponade after acupuncture through congenital sternal foramen. *Lancet* Vol. 345：No.8958, May 6, p.1175.

鍼治療後に心タンポナーデにより死亡
胸骨に先天性の孔
　専門の鍼灸師から線維性筋痛の治療を受けた40歳の女性の例を報告する．鍼は胸骨の第4肋間のレベル，いわゆる任脈の17番膻中穴に刺入された．刺入後まもなく患者は胸が痛いと言い出し，すぐ鍼を抜いて欲しいと頼んだ．大声で死にそうだと訴えたので，救急車で最寄りの病院に運ばれたが到着と同時に死亡した．鍼の刺入から2時間後のことであった．救急蘇生術も成功しなかった．心内注射はまったく行われなかった．法律に基づいた調査が始められた．検死では，皮膚あるいは胸壁に何らかの外傷も認められなかった．心膜腔は血液によって320ml膨らんでいて，前部の壁側心膜には体の正中線上で第4肋間のレベルにあたる所に穿刺傷が認められた．また，この心膜の傷に相当する部位の右心室前壁にも直径2～3mmの穿孔が観察された．さらに前胸壁のX線撮影によって，胸骨の第4・第5肋骨がつく高さの所に一つの孔があいていたことが明らかになった．鍼はこの孔の脂肪組織や結合組織を容易に貫通したものと思われる．皮膚表面から胸骨後面までの深さは13～19mmだったと見積もられた．結局，この患者には心筋炎の徴候ならびに出血性素質を思わせる徴候もまったく認められなかったので，死因は鍼が原因で起きた心タンポナーデであったという結論が出された．

14 歩廊

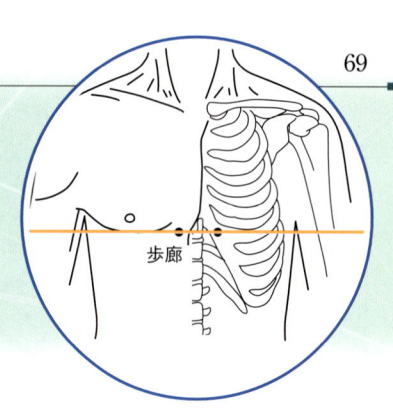

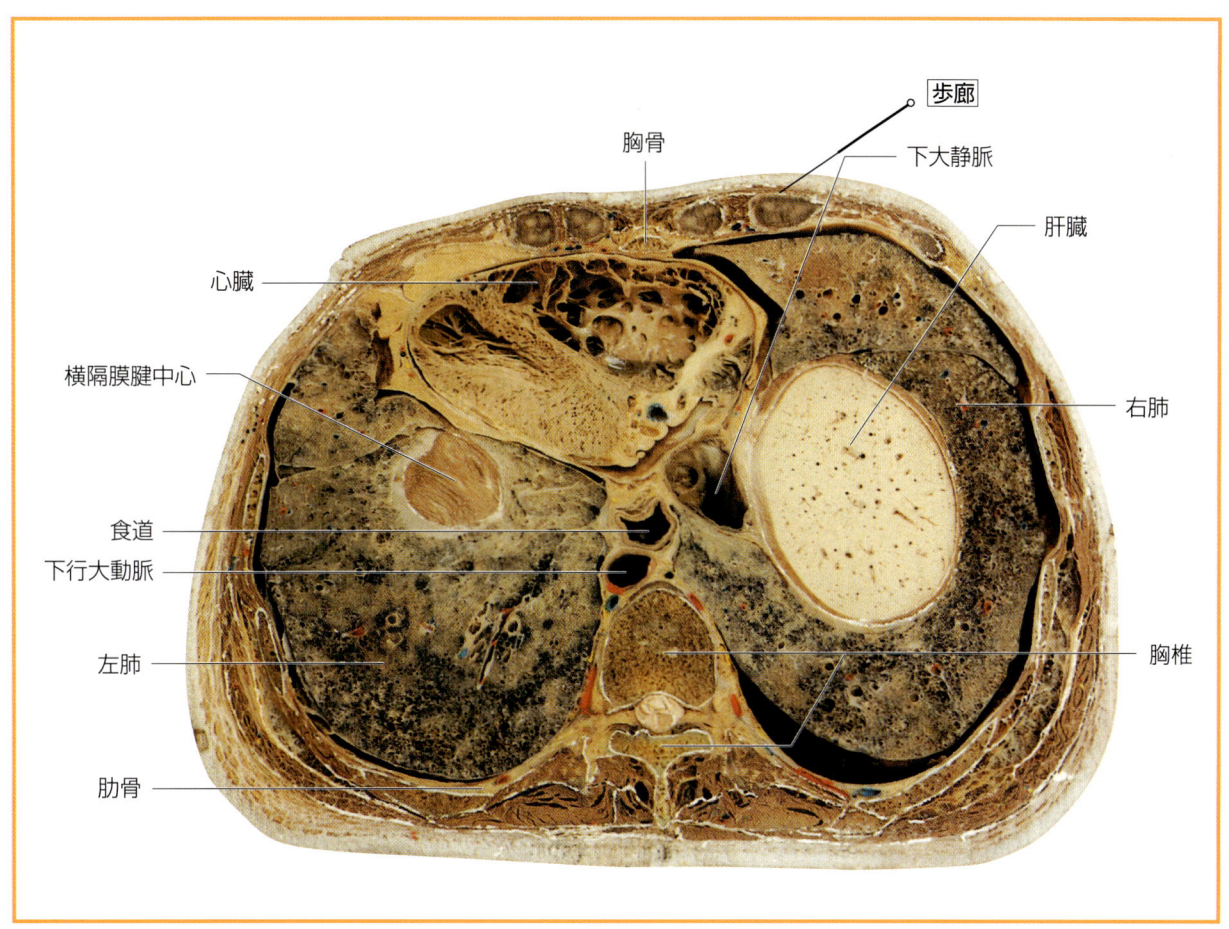

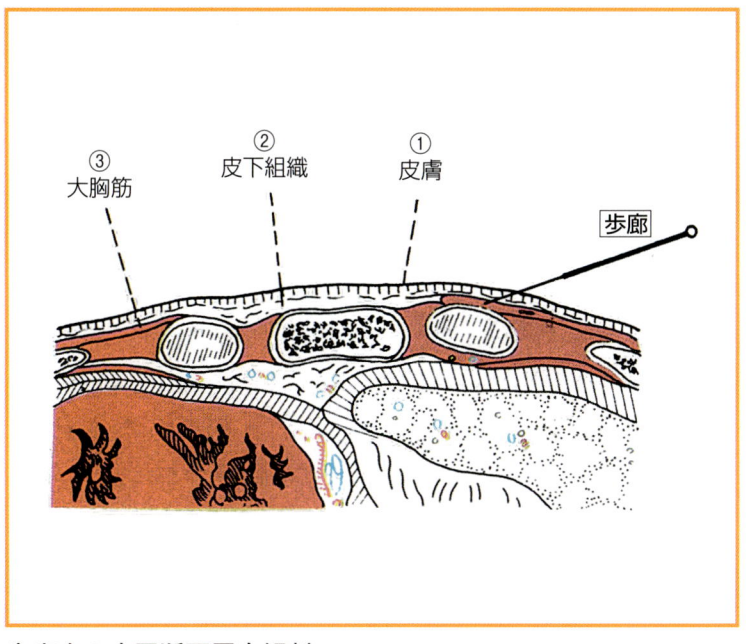

図中ラベル（上図・水平断面）:
- 胸骨
- 歩廊
- 下大静脈
- 肝臓
- 心臓
- 右肺
- 横隔膜腱中心
- 食道
- 下行大動脈
- 胸椎
- 左肺
- 肋骨

層次（右側）:
① 皮膚
↓
② 皮下組織
↓
③ 大胸筋

下図ラベル:
- ③ 大胸筋
- ② 皮下組織
- ① 皮膚
- 歩廊

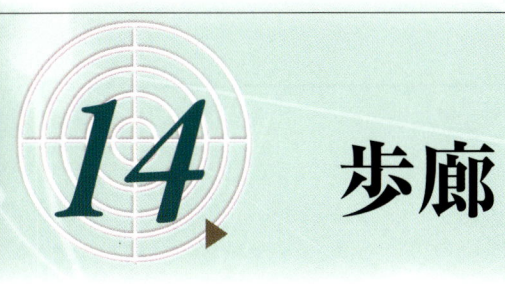

歩廊穴の水平断面層次解剖

歩廊 KI22（★★★）

足少陰腎経

【別　　名】歩郎
【出　　典】『鍼灸甲乙経』
【取穴部位】前胸部，第5肋間，前正中線の外方2寸．

【鍼　　法】斜刺あるいは横刺：0.3寸（刺入深度は患者の体型による）．
【層次解剖】 1. 皮膚：第5肋間神経の前皮枝の内側皮枝が分布する．
2. 皮下組織：上述の皮神経の分枝と胸大動脈から分枝する第5肋間動脈と伴行する静脈の枝がある．
3. 大胸筋：外側・内側胸筋神経支配で，肩関節の内転に関与する．

【周囲の解剖学的構造】
・深部には右には肺，左には心臓があるので注意する．

【主　　治】胸膜炎，肋間神経痛，鼻炎，胃炎，気管支炎．
【穴　　性】胸を広げて経気の流れを整える．気の流れを穏やかにして呼吸困難を穏やかにする．

注意事項

　刺入が深くなりすぎると，鍼尖（右側の歩廊穴）は外肋間筋，内肋間筋，壁側胸膜，胸膜腔，臓側胸膜にあたって肺を損ない，気胸が生じる恐れがある．鍼尖（左側の歩廊穴）は臓側胸膜の後を経てさらに心包を通って左心室を損傷する可能性がある．
　危険な刺入深度は，左側 17.64 ± 5.75 mm，右側 16.09 ± 4.52 mm である．

15 ▶ 鳩尾

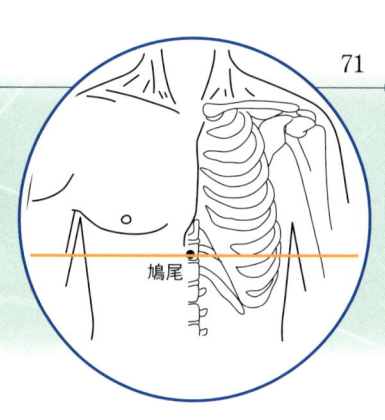

鳩尾

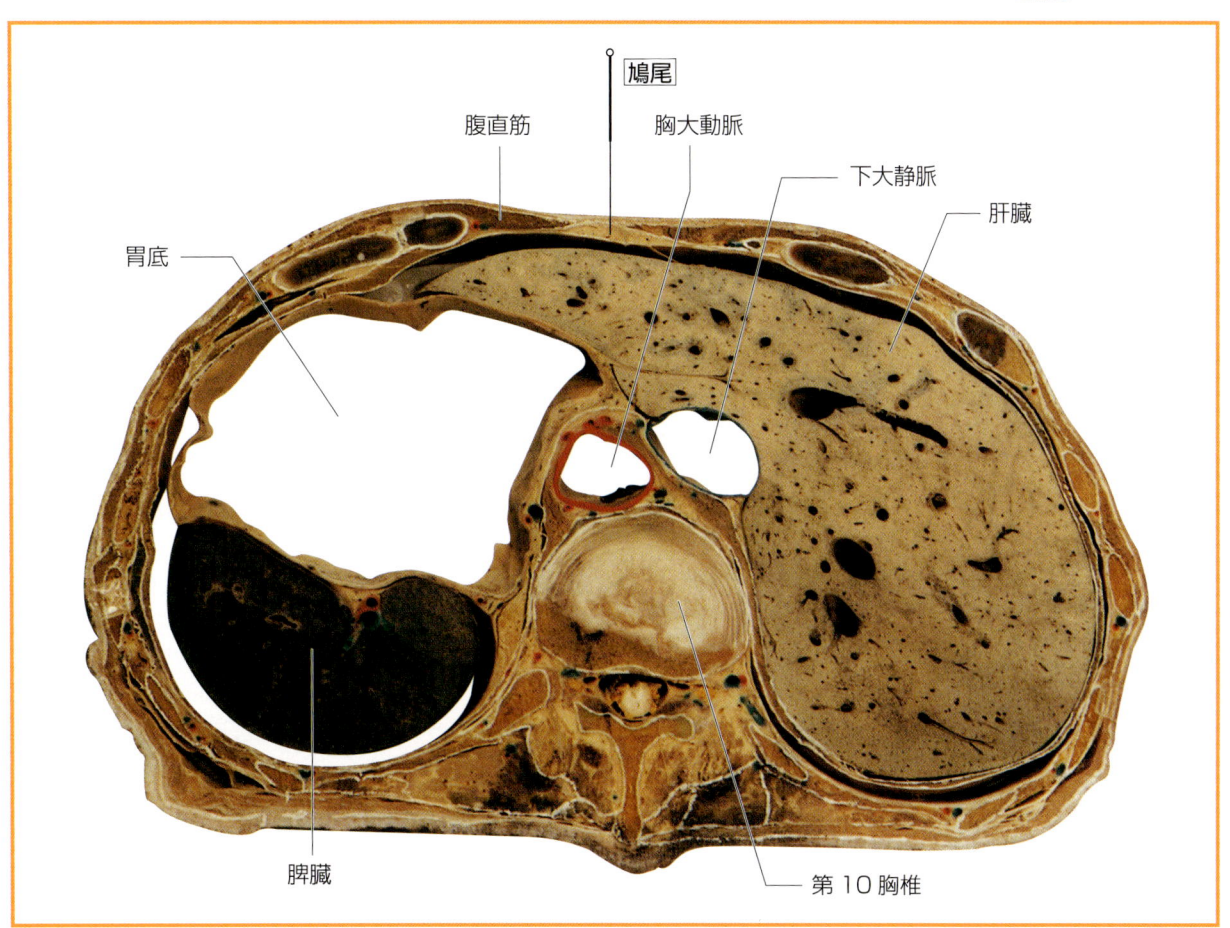

- 腹直筋
- 胸大動脈
- 下大静脈
- 肝臓
- 胃底
- 脾臓
- 第10胸椎

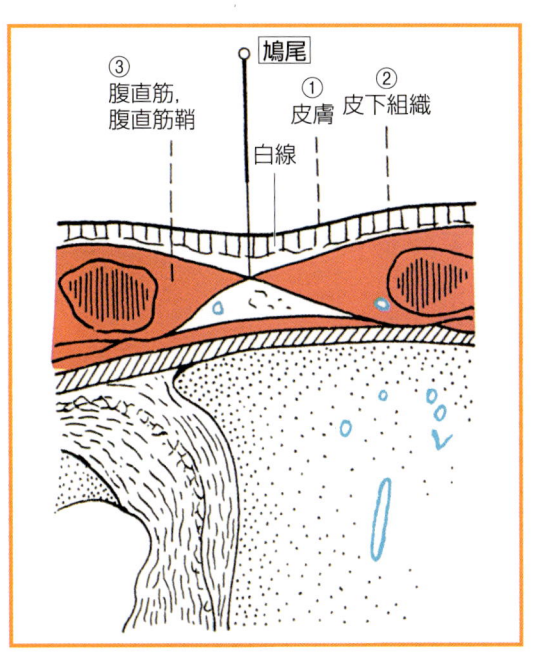

鳩尾

③ 腹直筋, 腹直筋鞘
① 皮膚
② 皮下組織
白線

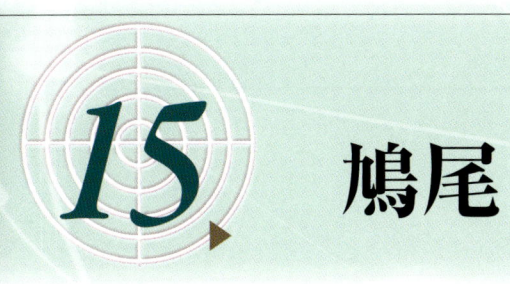

鳩尾穴の水平断面層次解剖

① 皮膚
↓
② 皮下組織
↓
③ 白線(腹直筋, 腹直筋鞘)

鳩尾 CV15（★★）（任脈の絡穴，膏の原穴）
任脈
【別　　名】尾翳『鍼灸甲乙経』
【出　　典】『鍼灸甲乙経』
【取穴部位】上腹部，前正中線上，胸骨体下端の下方1寸．

【鍼　　法】斜刺：0.5～1寸下へ斜刺する（刺入深度は患者の体型による）．
【層次解剖】
1. 皮膚：肋間神経前皮枝が分布する．
2. 皮下組織：上述の皮神経の分枝がある．
3. 腹直筋：起始が恥骨結合，停止が剣状突起・肋軟骨で，体幹の前屈に働く．
4. 腹直筋鞘：腹直筋を前後に包む鞘状の結合組織で前葉と後葉に分けられる．後葉は弓状線より以下では欠けている．
5. 白線：左右の腹直筋の前葉が正中で合する結合組織である．同じ結合組織である腱画により筋腹が4つに分けられるので，腹直筋は多腹筋に分類される．

【周囲の解剖学的構造】
　　深部には肝臓があるので注意する．
【主　　治】狭心症，てんかん，しゃっくり，統合失調症，喘息．
【穴　　性】精神を安定させて神志の活動を和らげる．胸を広げて経気の流れをよくする．

注 意 事 項
　鍼の刺入が深部に至ると，鍼尖は横隔膜，壁側腹膜を突き破って腹膜腔の横隔膜下間隙に入る恐れがある．もし，1.2寸に達すると，肝臓を損傷する可能性が出てくる．さらに雀啄や捻転などの手技により生命に与える危険性は大きくなるので注意する．

16 中脘

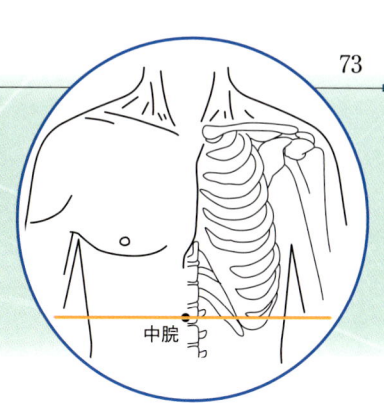

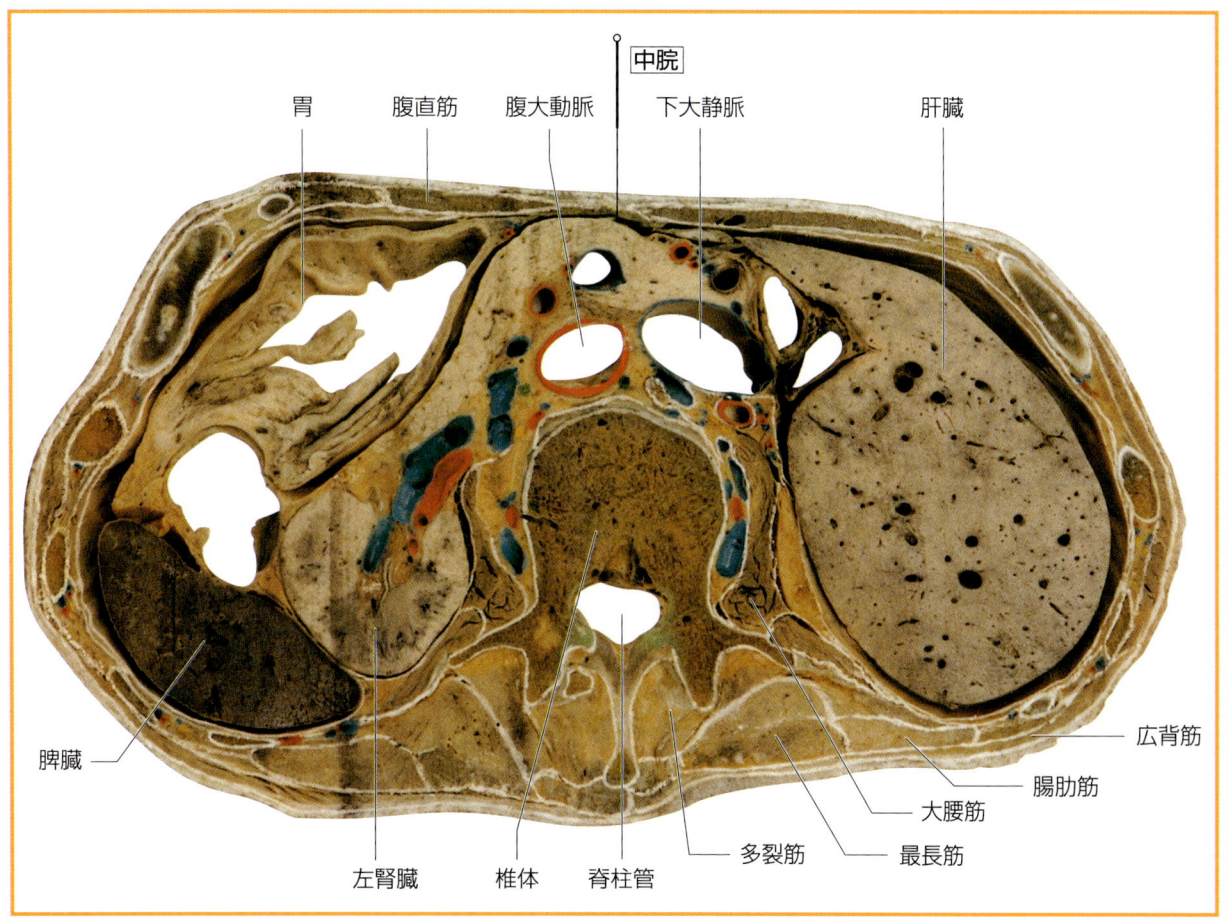

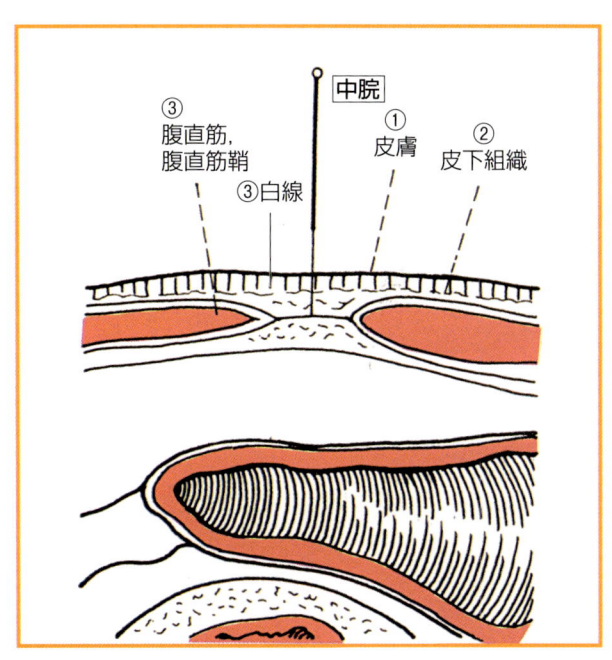

胃　腹直筋　腹大動脈　中脘　下大静脈　肝臓

脾臓　左腎臓　椎体　脊柱管　多裂筋　最長筋　大腰筋　腸肋筋　広背筋

③腹直筋,腹直筋鞘　中脘　①皮膚　②皮下組織　③白線

①皮膚
↓
②皮下組織
↓
③白線（腹直筋，腹直筋鞘）

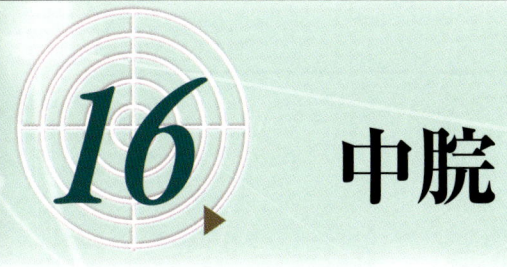

中脘穴の水平断面層次解剖

中脘 CV12（★★）（胃の募穴　八会穴の腑会）

任脈

【別　　名】太倉『鍼灸甲乙経』，胃管・中管『脉經』
【出　　典】『難経・四十五難』
【取穴部位】上腹部，前正中線上，臍中央の上方4寸．
　　　　　　注：胸骨体下端と臍中央との中点にある．

【鍼　　法】直刺：0.3～0.5寸（刺入深度は患者の体型による）．
【層次解剖】1. 皮膚：第8肋間神経が分布する．
　　　　　　2. 皮下組織：上述の皮神経の分枝と浅腹壁動・静脈がある．
　　　　　　3. 腹直筋：起始が恥骨結合，停止が剣状突起・肋軟骨で，体幹の前屈に働く．肋間神経支配である．
　　　　　　4. 腹直筋鞘：腹直筋を前後に包む鞘状の結合組織で前葉と後葉に分けられる．後葉は弓状線より以下では欠けている．
　　　　　　5. 白線：左右の腹直筋の前葉が正中で合する結合組織である．同じ結合組織である腱画により筋腹が4つに分けられるので，腹直筋は多腹筋に分類される．

【周囲の解剖学的構造】
　　深部には胃や肝臓があるので注意する．

【主　　治】胃炎，胃下垂，胃潰瘍，消化不良，腹脹，腹瀉，悪心，嘔吐，急性腸閉塞症，しゃっくり，下痢，腹部膨満感．
【穴　　性】胃気を和ませ，湿邪を取る．中焦の気を調えて気の昇降作用をコントロールする．

注意事項

中脘穴の深刺には注意する．もし，深刺すると，鍼尖が腹横筋膜，腹膜外脂肪，壁側腹膜を破って腹膜腔より胃に刺さる．さらに深刺を行い提挿や捻転などの鍼手技を加えると，胃の内容物が腹膜腔に入り，腹膜炎を引き起こすことがある．食後の満腹時の刺鍼は慎む．また，鍼尖を上方に向けて深刺すると，ときには肝臓の前縁を傷つけるので注意を要する．もし1寸以上深刺すると胃壁を突き破る可能性が出てくる．さらに雀啄や捻転を加えると胃の損傷が大きくなる．

17 曲骨

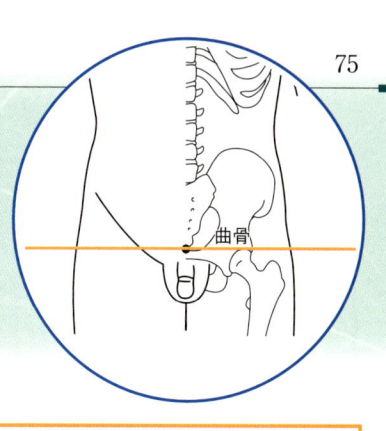

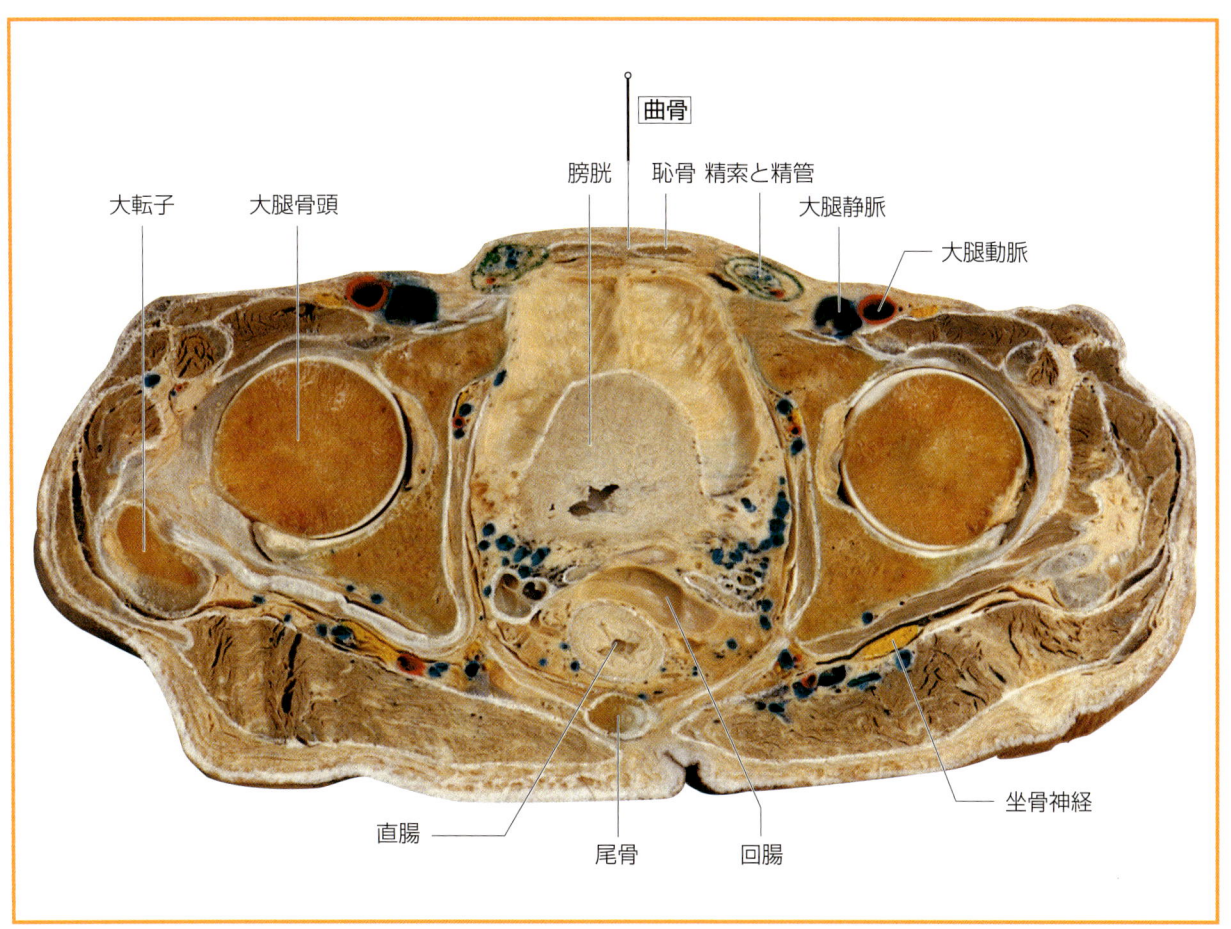

断面図ラベル:
- 曲骨
- 膀胱
- 恥骨 精索と精管
- 大腿静脈
- 大腿動脈
- 大転子
- 大腿骨頭
- 坐骨神経
- 直腸
- 尾骨
- 回腸

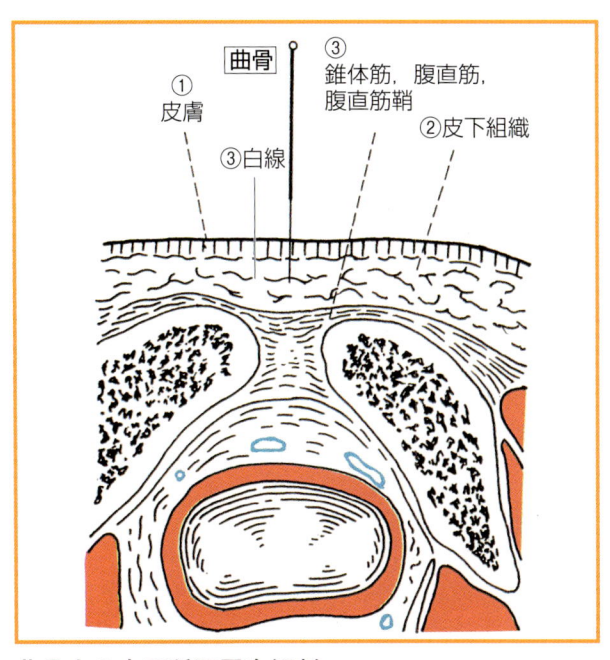

層次解剖図ラベル:
- 曲骨
- ①皮膚
- ③白線
- ③錐体筋, 腹直筋, 腹直筋鞘
- ②皮下組織

①皮膚
↓
②皮下組織
↓
③錐体筋, 白線（腹直筋, 腹直筋鞘）

曲骨穴の水平断面層次解剖

曲骨 CV2（★★）
任脈

【別　　名】尿胞『聖済総録』
【出　　典】『鍼灸甲乙経』
【取穴部位】下腹部，前正中線上，恥骨結合上縁．

【鍼　　法】直刺：0.5～1.5寸（刺入深度は患者の体型による）．刺鍼後に局所の酸脹感と外生殖器にひびきが放散される．

【層次解剖】
1. 皮膚：腸骨下腹神経が分布する．
2. 皮下組織：上述の皮神経の分枝と浅腹壁動・静脈がある．
3. 腹直筋：起始が恥骨結合，停止が剣状突起・肋軟骨で，体幹の前屈に働く．
4. 錐体筋：恥骨から起始し白線に停止する筋で，白線の緊張や腹直筋の協力筋として働く．肋下神経の支配を受ける（T12）．
5. 白線：左右の腹直筋の前葉が正中で合する結合組織である．同じ結合組織である腱画により筋腹が4つに分けられるので，腹直筋は多腹筋に分類される．
6. 腹部臓器：深部には回腸や膀胱尖があるので注意する．

【主　　治】遺尿，遺精，尿閉，早漏，生理不順，インポテンツ，帯下過多，不妊症，内性器炎，生理痛，腎炎，尿路感染．

【穴　　性】排尿を促す．経気を調えて生理痛を止める．

注意事項
深部に鍼尖が達すると，内腹斜筋膜，腹膜外脂肪，壁側腹膜を突き破って腹膜腔に入る恐れがある．さらに深刺すると鍼尖が回腸や膀胱先端部を損傷する可能性がある．この部位での雀啄と捻転は避ける方がよい．

18 肺兪／魄戸

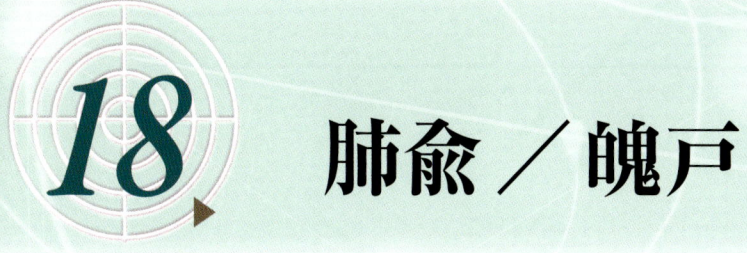

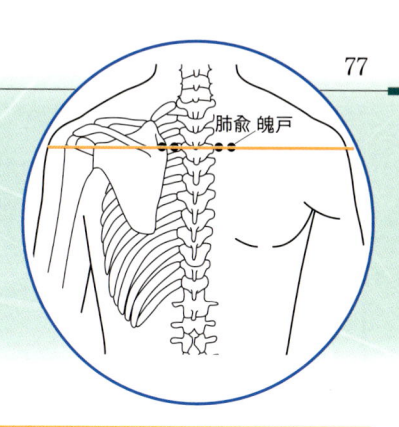

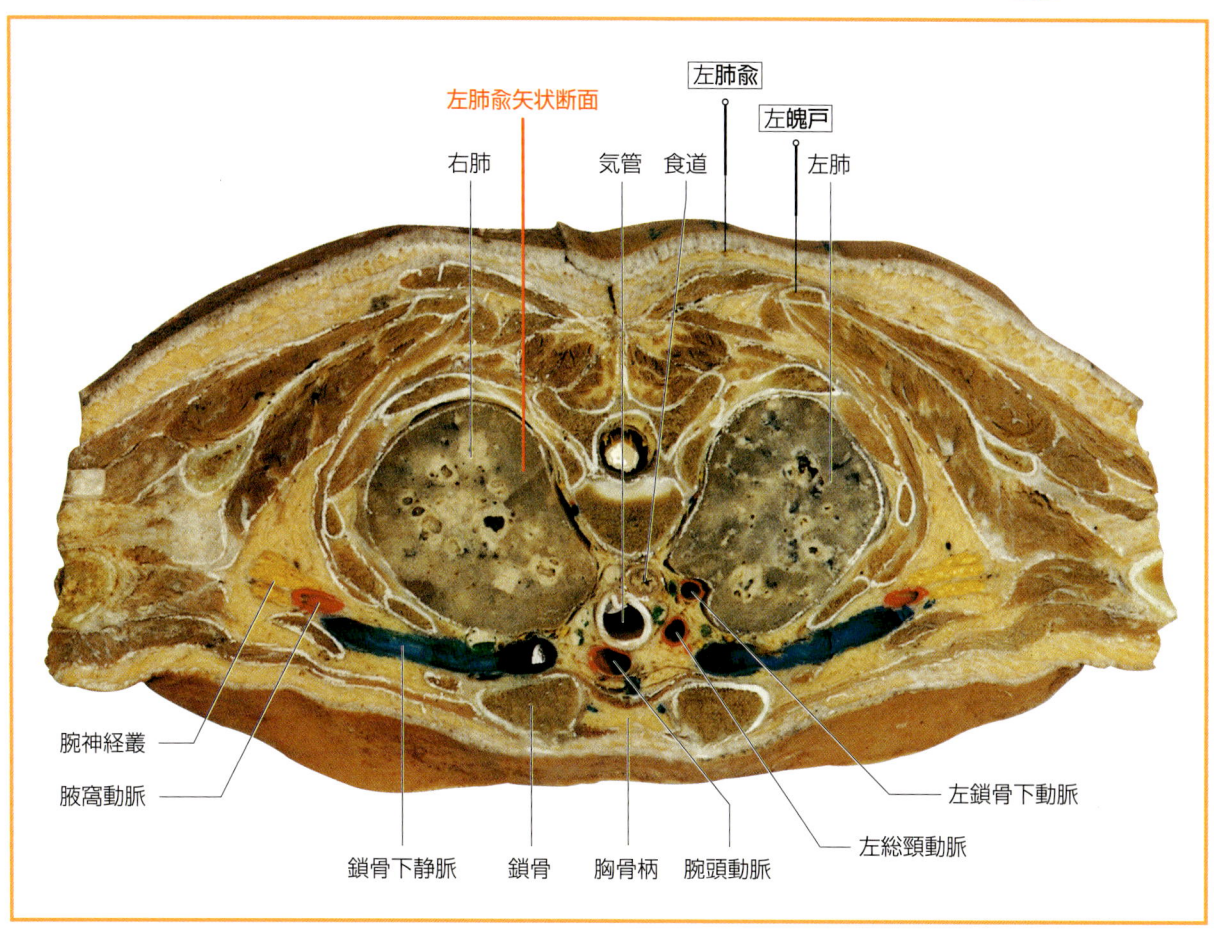

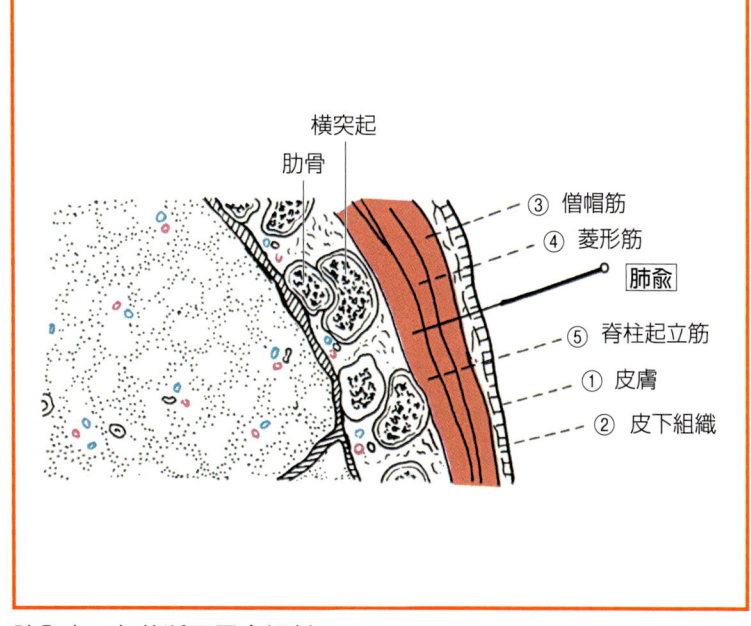

左肺兪矢状断面 ／ 左肺兪 ／ 左魄戸

右肺　気管　食道　左肺

腕神経叢
腋窩動脈
鎖骨下静脈　鎖骨　胸骨柄　腕頭動脈
左総頸動脈
左鎖骨下動脈

横突起
肋骨
③ 僧帽筋
④ 菱形筋
肺兪
⑤ 脊柱起立筋
① 皮膚
② 皮下組織

肺兪穴の矢状断面層次解剖

【肺兪】
①皮膚
↓
②皮下組織
↓
③僧帽筋
↓
④菱形筋
↓
⑤脊柱起立筋

【魄戸】
①皮膚
↓
②皮下組織
↓
③僧帽筋
↓
④菱形筋
↓
⑤脊柱起立筋

肺兪 BL13（★★★）（肺の背部兪穴）

足太陽膀胱経

【別　　名】戸中外兪『脉經』
【出　　典】『霊枢・背腧』
【取穴部位】上背部，第3胸椎(T3)棘突起下縁と同じ高さ，後正中線の外方1.5寸．

【鍼　　法】内斜刺：0.5～1寸（刺入深度は患者の体型による）．
【層次解剖】
1. 皮膚：第3胸神経後枝の内側皮枝が分布する．
2. 皮下組織：上述の皮神経の分枝がある．
3. 僧帽筋：三角形をした背部浅層の筋で，外後頭隆起などから起始し，鎖骨・肩峰・肩甲棘に停止する．鍼尖は筋性部分と腱性部分の間を通過し比較的薄いが，抵抗感を感じる．副神経と頸神経叢の支配を受ける．
4. 菱形筋：僧帽筋の深部にあり，起始が頸椎棘突起，停止が肩甲骨内側縁で肩甲骨を上内方に引く．肩甲背神経支配である（C4～6）．鍼尖はこの筋の下縁を通過する．
5. 上後鋸筋腱膜：肋間神経支配である（T1～4）．
6. 脊柱起立筋：脊柱の両側に位置する背部の深層筋で，外側の腸肋筋，内側の棘筋，その間の最長筋で構成される．脊髄神経後枝の支配である（T3～4）．

【周囲の解剖学的構造】
深部には肺があるので，深刺時の気胸発生には注意する．

【主　　治】気管支炎，喘息，肺炎，肺結核，胸膜炎，自汗，盗汗，風邪．
【穴　　性】肺気を調える．過度の労働などで失われた正気を補う．虚熱をさます．営血を和やかにする．

注意事項

鍼尖が深部に達すると肋間軟部組織，壁側胸膜，胸膜腔を通過して，臓側（肺）胸膜を経て肺を損傷する恐れがある．そのことにより気胸が発生する．

危険な刺入深度は，男性の左側54.53±12.92mm，右側54.19±11.86mm，女性の左側46.67±8.86mm，右側46.58±6.58mmである．

魄戸 BL42（★★★）

足太陽膀胱経

【別　　名】—
【出　　典】『鍼灸甲乙経』
【取穴部位】上背部，第3胸椎(T3)棘突起下縁と同じ高さ，後正中線の外方3寸．
　　　　　　注：魄戸(BL42)，肺兪(BL13)と身柱(GV12)は，第3胸椎(T3)棘突起下と同じ高さにある．

【鍼　　法】斜刺：0.5～0.6寸（刺入深度は患者の体型による）．
【層次解剖】
1. 皮膚：第3胸神経後枝の内側皮枝が分布する．
2. 皮下組織：上述の皮神経の分枝がある．
3. 僧帽筋：三角形をした背部浅層の筋で，外後頭隆起などから起始し，鎖骨・肩峰・肩甲棘に停止する．鍼尖は筋性部分と腱性部分の間を通過し比較的薄いが，抵抗感を感じる．副神経と頸神経叢の支配を受ける．
4. 菱形筋：僧帽筋の深部にあり，起始が頸椎棘突起，停止が肩甲骨内側縁で肩甲骨を上内方に引く．肩甲背神経支配である(C4～6)．鍼尖はこの筋の下縁を通過する．
5. 脊柱起立筋：脊柱の両側に位置する背部の深層筋で，外側の腸肋筋，内側の棘筋，その間の最長筋で構成される．脊髄神経後枝の支配である(T3～4)．

【周囲の解剖学的構造】
　　深部には肺があるので，深刺時の気胸発生には注意する．

【主　　治】咳嗽，喘息，肺結核，肩背痛，項強（頸部・項部の筋肉が凝り，引きつって痛む）．
【穴　　性】肺気を降ろして筋脈の活動をのびやかにする．

注意事項

　刺入の深さが下記の危険な刺入深度を越えた場合，鍼は肋間筋，肋骨胸膜，胸膜腔，臓側（肺）胸膜を通過し，肺の上葉を刺し，気胸を引き起こす．さらに深く提挿，捻転を加えると重篤となる．
　危険な刺入深度は，男性の左側46.41±11.55mm，右側50.23±10.56mm，女性の左側42.43±11.07mm，右側41.52±8.67mmである．

19 心兪／神堂

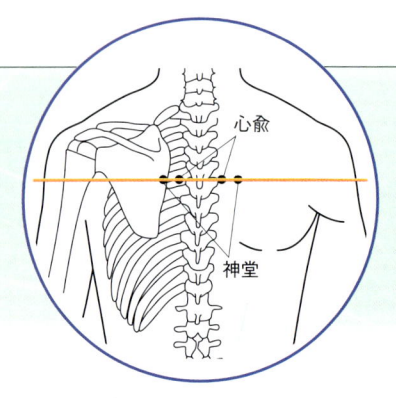

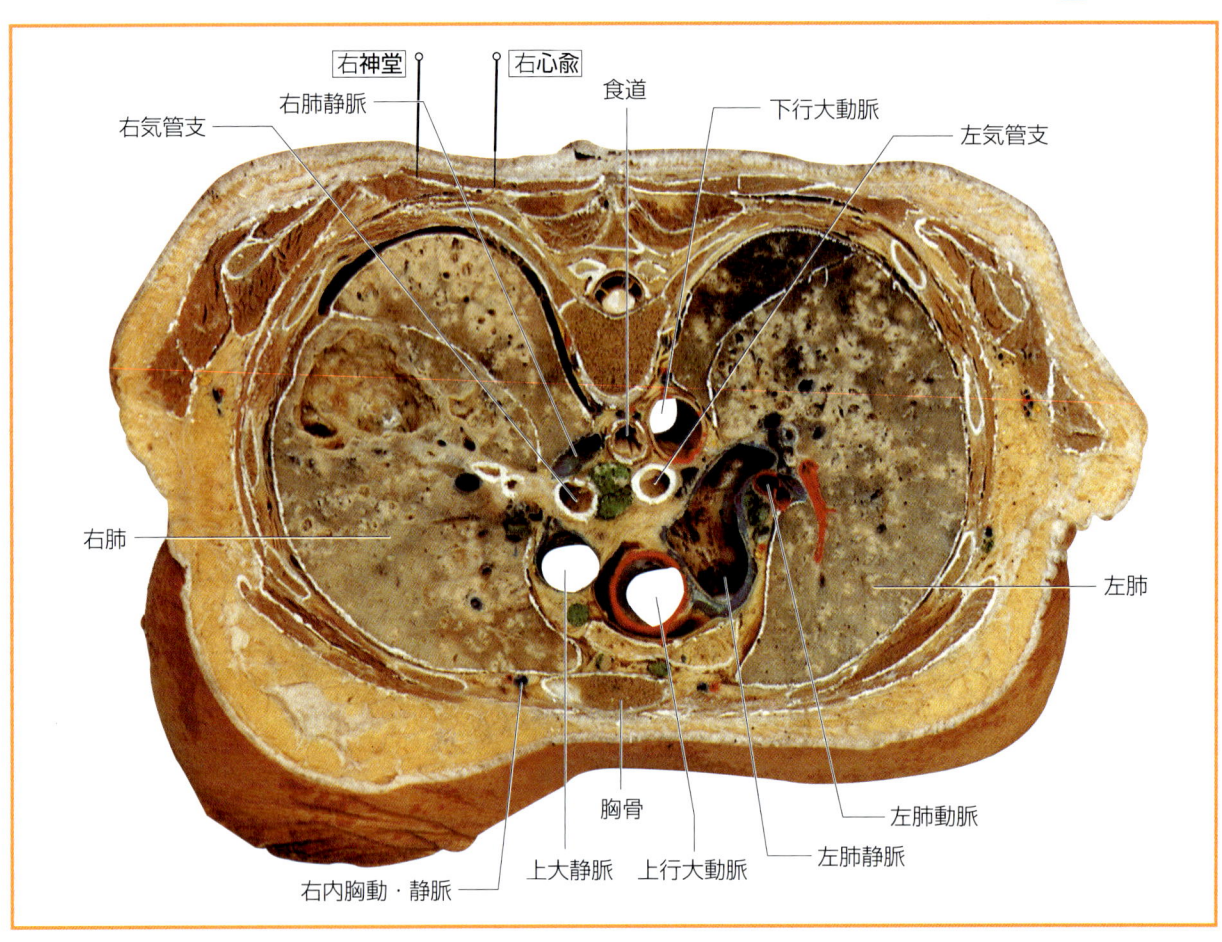

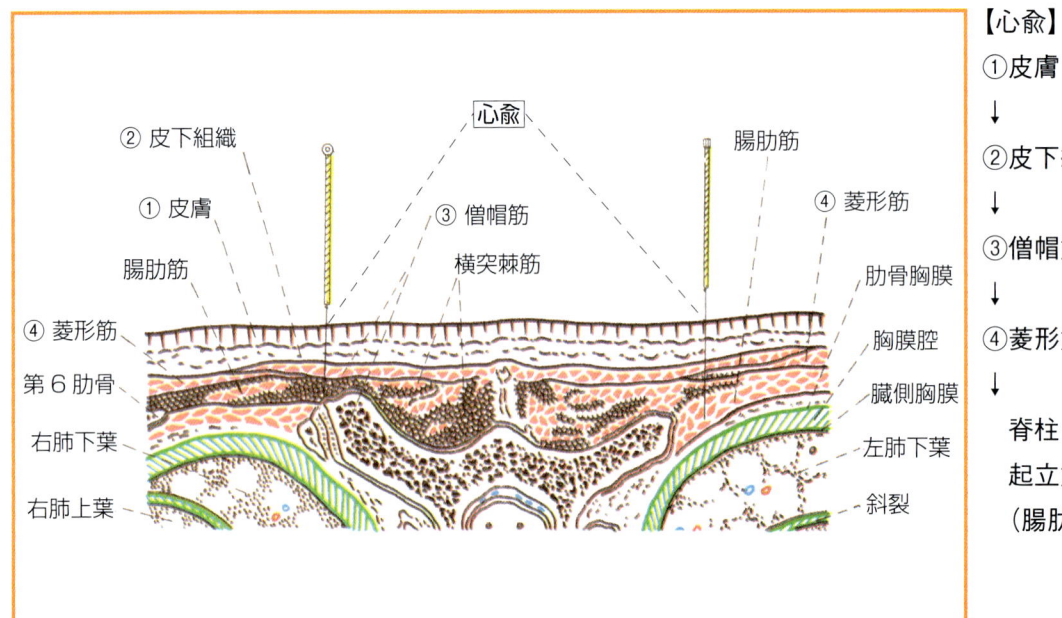

断面図ラベル:
右神堂 / 右心兪 / 食道 / 下行大動脈 / 左気管支
右肺静脈 / 右気管支 / 右肺 / 左肺
胸骨 / 右内胸動・静脈 / 上大静脈 / 上行大動脈 / 左肺静脈 / 左肺動脈

層次解剖ラベル:
② 皮下組織 / 心兪 / 腸肋筋
① 皮膚 / ③ 僧帽筋 / 横突棘筋 / ④ 菱形筋 / 肋骨胸膜 / 胸膜腔 / 臓側胸膜
腸肋筋
④ 菱形筋 / 第6肋骨 / 右肺下葉 / 右肺上葉 / 左肺下葉 / 斜裂

【心兪】	【神堂】
①皮膚	①皮膚
↓	↓
②皮下組織	②皮下組織
↓	↓
③僧帽筋	③僧帽筋
↓	↓
④菱形筋	④菱形筋
↓	↓
脊柱起立筋（腸肋筋）	脊柱起立筋（腸肋筋）

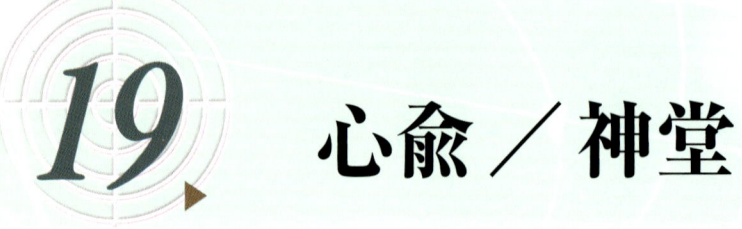

心兪穴の水平断面層次解剖

心兪 BL15（★★★）（心の背部兪穴）

足太陽膀胱経

【別　　名】心念『灸法残巻図』
【出　　典】『霊枢・肺腧』
【取穴部位】上背部，第5胸椎（T5）棘突起下縁と同じ高さ，後正中線の外方1.5寸．

【鍼　　法】内斜刺：0.5～1.0寸（刺入深度は患者の体型による）．内側に向けて斜刺する．
【層次解剖】
1. 皮膚：比較的厚い．第5胸神経後枝の皮枝が分布する．
2. 皮下組織：項部や腰部より薄い．上述の皮神経の分枝と皮静脈がある．
3. 僧帽筋：三角形をした背部浅層の筋で，外後頭隆起などから起始し，鎖骨・肩峰・肩甲棘に停止する．鍼尖は筋性部分と腱性部分の間を通過し比較的薄いが，抵抗感を感じる．副神経と頸神経叢の支配を受ける．
4. 菱形筋：僧帽筋の深部にあり，起始が頸椎棘突起，停止が肩甲骨内側縁で，肩甲骨を上内方に引く．肩甲背神経支配である（C4～6）．鍼尖はこの筋の下縁を通過する．
5. 脊柱起立筋：脊柱の両側に位置する背部の深層筋で，外側の腸肋筋，内側の棘筋，その間の最長筋で構成される．脊髄神経後枝の支配である（T3～4）．この筋を深刺しないように注意する．

【周囲の解剖学的構造】
直刺する場合に注意する深部の構造．
- 脊柱起立筋：鍼尖はこの外側縁を通過する．
- 胸内筋膜：胸壁内面にある浅層が内肋間筋膜，深層が壁側胸膜である肋骨胸膜からなる．
- 肺：外呼吸を行う約1億の肺胞からなり，表面は臓側胸膜で覆われる．肋骨胸膜と臓側胸膜の間には胸膜腔があり，鍼尖がそこに達すると空気が入り，外気胸を引き起こす可能性がある．

【主　　治】心疾患，動悸，肋間神経痛，背部軟部組織損傷．
【穴　　性】営気の巡りを和らげて心を養い，精神を穏やかにする．

注意事項

鍼尖が深部に達すると，鍼尖は肋間軟部組織，壁側胸膜，胸膜腔を通過して，臓側（肺）胸膜を経て肺を損傷して気胸となる．
危険な刺入深度は，男性の左側37.96±10.20mm，右側42.01±10.44mm，女性の左側35.07±8.14mm，右側37.91±10.34mmである．

神堂 BL44（★★★）

足太陽膀胱経

【別　　名】—
【出　　典】『鍼灸甲乙経』
【取穴部位】上背部，第5胸椎(T5)棘突起下縁と同じ高さ，後正中線の外方3寸．
　　　　　注：神堂(BL44)，心兪(BL15)，神道(GV11)は，第5胸椎(T5)棘突起下と同じ高さにある．

【鍼　　法】斜刺：0.5寸（刺入深度は患者の体型による）
【層次解剖】
1. 皮膚：第5胸神経後枝の外側皮枝が分布する．
2. 皮下組織：上述の皮神経の分枝と肋間動・静脈がある．
3. 僧帽筋：三角形をした背部浅層の筋で，外後頭隆起などから起始し，鎖骨・肩峰・肩甲棘に停止する．鍼尖は筋性部分と腱性部分の間を通過し比較的薄いが，抵抗感を感じる．副神経と頸神経叢の支配を受ける．
4. 菱形筋：僧帽筋の深部にあり，起始が頸椎棘突起，停止が肩甲骨内側縁で，肩甲骨を上内方に引く．肩甲背神経支配である(C4〜6)．鍼尖はこの筋の下縁を通過する．
5. 腸肋筋：それぞれの高さの脊髄神経後枝が支配している．

【周囲の解剖学的構造】
　深部には肺があるので，深刺時の気胸発生には注意する．

【主　　治】咳嗽，喘息，胸悶，動悸，心痛．
【穴　　性】肺気を清らかにして心神の活動を和らげて経気の巡りを整える．

注意事項

　誤って深く刺し過ぎると，第6肋骨にいたるか，あるいは肋間隙を通る可能性があり，肋間の軟部組織，肋骨胸膜，胸膜を通過して，左あるいは右肺下葉を損傷し気胸を引き起こす．
　危険な刺入深度は，男性の左側 30.28 ± 9.41 mm，右側 31.25 ± 9.09 mm，女性の左側 28.28 ± 8.19 mm，右側 27.53 ± 7.11 mm である．

臨床現場から

　神堂穴は，膏肓穴と同様，肩こりや上肢の症状時に反応が出やすく，刺鍼点として使用頻度が高い．しかし，深部に肺が存在することから外傷性気胸の発生に注意しなければならない．
　肺野領域での刺鍼での外傷性気胸の防止には，刺鍼の危険深度（安全深度）を知ることが大前提である．その上で最大の防止策は，肺に到達しない長さの鍼を使用することといえる．すなわち，神堂穴の上の膏肓穴の最小値が19mmであったことから，神堂，膏肓穴は，極端なやせ型を除き鍼体の長さが15mm（5分鍼）の使用が安全である．仮に鍼体全部を体内に刺入しても15mmしか刺入されず，外傷性の気胸は避けられる．また，一般的に使用範囲の広い40mm以上の鍼を使用する場合，刺入時，今，何mm刺入しているか，的確な刺入深度を認識しておく．押し手を基準として刺入深度をイメージすることである．仮に押し手の親指の幅は約17mmであれば，40mmの長さの鍼体を押し手の幅を残して全部刺入した場合は，刺入深度は23mmである．刺入深度が20mmであれば，押し手以外の鍼体は3mm残せば良いことになる．

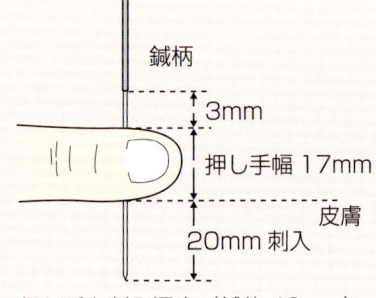

押し手と刺入深度（鍼体40mm）
鍼柄　3mm　押し手幅17mm　皮膚　20mm刺入

20 膈兪／膈関

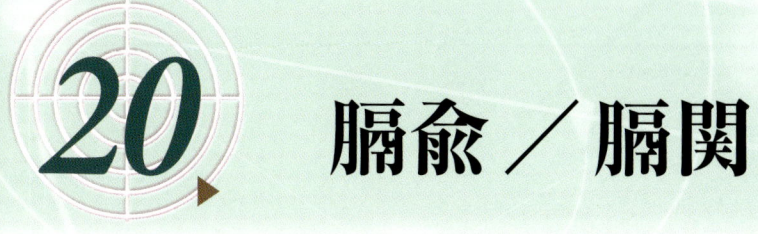

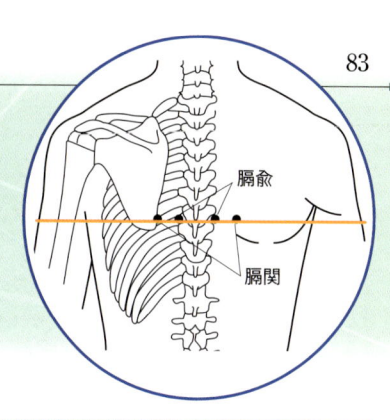

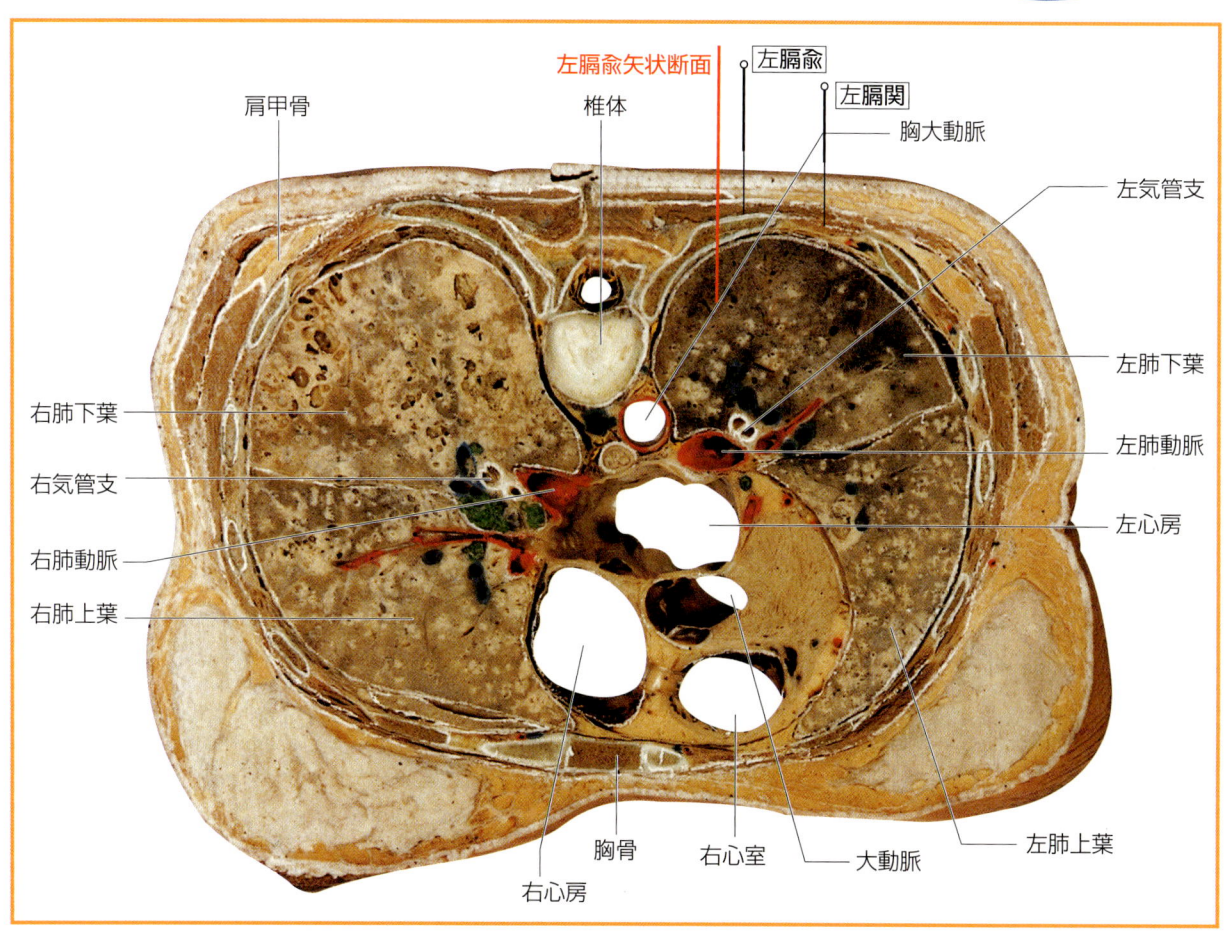

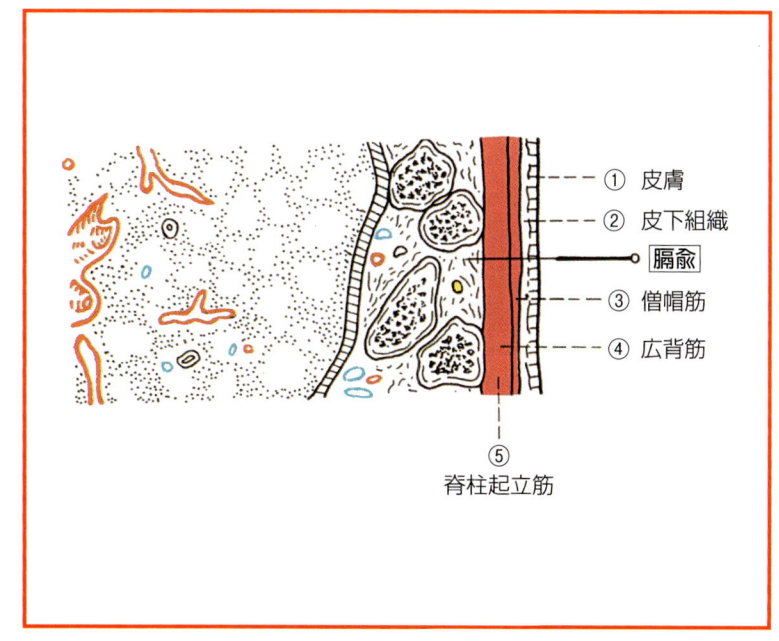

図中ラベル：
- 左膈兪矢状断面
- 左膈兪
- 左膈関
- 肩甲骨
- 椎体
- 胸大動脈
- 左気管支
- 左肺下葉
- 左肺動脈
- 左心房
- 右肺下葉
- 右気管支
- 右肺動脈
- 右肺上葉
- 胸骨
- 右心房
- 右心室
- 大動脈
- 左肺上葉

層次解剖図ラベル：
① 皮膚
② 皮下組織
③ 僧帽筋
④ 広背筋
⑤ 脊柱起立筋
膈兪

左膈兪穴の矢状断面層次解剖

【膈兪】
① 皮膚
↓
② 皮下組織
↓
③ 僧帽筋
↓
④ 広背筋
↓
⑤ 脊柱起立筋

【膈関】
① 皮膚
↓
② 皮下組織
↓
④ 広背筋
↓
⑤ 脊柱起立筋

膈兪 BL17（★★★）（八会穴の血会）

足太陽膀胱経

【別　　名】—
【出　　典】『霊枢・背腧』
【取穴部位】上背部，第7胸椎（T7）棘突起下縁と同じ高さ，後正中線の外方1.5寸．
　　　　　　注：肩甲骨下角は第7胸椎（T7）棘突起と同じ高さにある．

【鍼　　法】内斜刺：0.5〜1寸（刺入深度は患者の体型による）．
【層次解剖】
1. 皮膚：第7胸神経後枝の内側皮枝が分布する．
2. 皮下組織：上述の皮神経の分枝がある．
3. 僧帽筋：三角形をした背部浅層の筋で，外後頭隆起などから起始し，鎖骨・肩峰・肩甲棘に停止する．鍼尖は筋性部分と腱性部分の間を通過し比較的薄いが，抵抗感を感じる．副神経と頸神経叢の支配を受ける．
4. 広背筋：胸背神経支配である（C6〜8）．上腕骨小結節稜に停止する内旋筋である．
5. 脊柱起立筋：脊柱の両側に位置する背部の深層筋で，外側の腸肋筋，内側の棘筋，その間の最長筋で構成される．脊髄神経後枝の支配である（T3〜4）．

【周囲の解剖学的構造】
　　深部には肺があるので，深刺時の気胸発生には注意する．

【主　　治】貧血，慢性出血性疾患，横隔膜痙攣，神経性嘔吐，蕁麻疹，リンパ結核，食道狭窄症，肺結核，喘息，しゃっくり．
【穴　　性】血熱を冷まして失われた経気を修復し，胸郭を広げて，胃気を和ませる．

注意事項

　鍼尖が深部に達すると，鍼尖が肋間軟部組織，壁側胸膜，胸膜腔を通過して，臓側（肺）胸膜を経て肺を損傷して気胸となる．

　危険な刺入深度は，男性の左側31.58±8.84mm，右側37.70±11.55mm，女性の左側29.78±7.81mm，右側34.53±11.66mmである．

膈関 BL46（★★★）

足太陽膀胱経

【別　　名】—
【出　　典】『鍼灸甲乙経』
【取穴部位】上背部，第7胸椎(T7)棘突起下縁と同じ高さ，後正中線の外方3寸．
　　　　　　注：膈関(BL46)，膈兪(BL17)，至陽(GV9)は，第7胸椎(T7)棘突起下と同じ高さにある．

【鍼　　法】斜刺：0.3寸（刺入深度は患者の体型による）．
【層次解剖】1. 皮膚：第7胸神経後枝の内側皮枝が分布する．
　　　　　　2. 皮下組織：上述の皮神経の分枝がある．
　　　　　　3. 広背筋：胸背神経支配である(C6〜8)．上腕骨小結節稜に停止する内旋筋である．
　　　　　　4. 脊柱起立筋：脊柱の両側に位置する背部の深層筋で，外側の腸肋筋，内側の棘筋，その間の最長筋で構成される．脊髄神経後枝の支配である(T3〜4)．

【周囲の解剖学的構造】
　　　　　　深部には肺があるので，深刺時の気胸発生には注意する．
【主　　治】胸悶，げっぷ，嘔吐，脊背痛．
【穴　　性】胸を広げて横隔膜の機能を促し，胃気の流れを和やかにする．

注意事項

直刺すると第9肋骨にいたるか，あるいは肋骨間隙を通る可能性がある．また，直刺の深度が0.5寸を越えた場合，鍼は肋間筋，肋骨胸膜，胸膜腔，臓側（肺）胸膜を通過し，肺の下葉を刺し，気胸を引き起こす．さらに深く提挿，捻転を加えると重篤となる．

21 肝兪／魂門

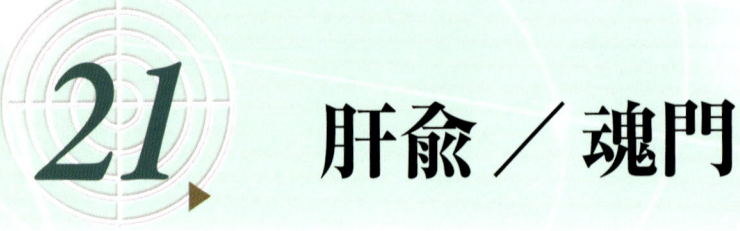

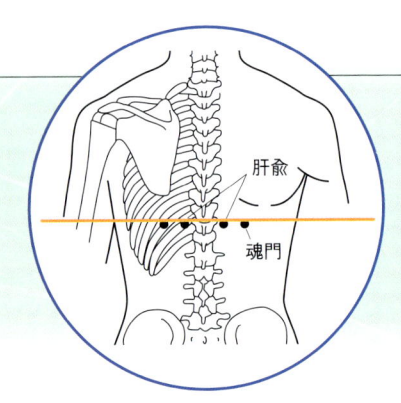

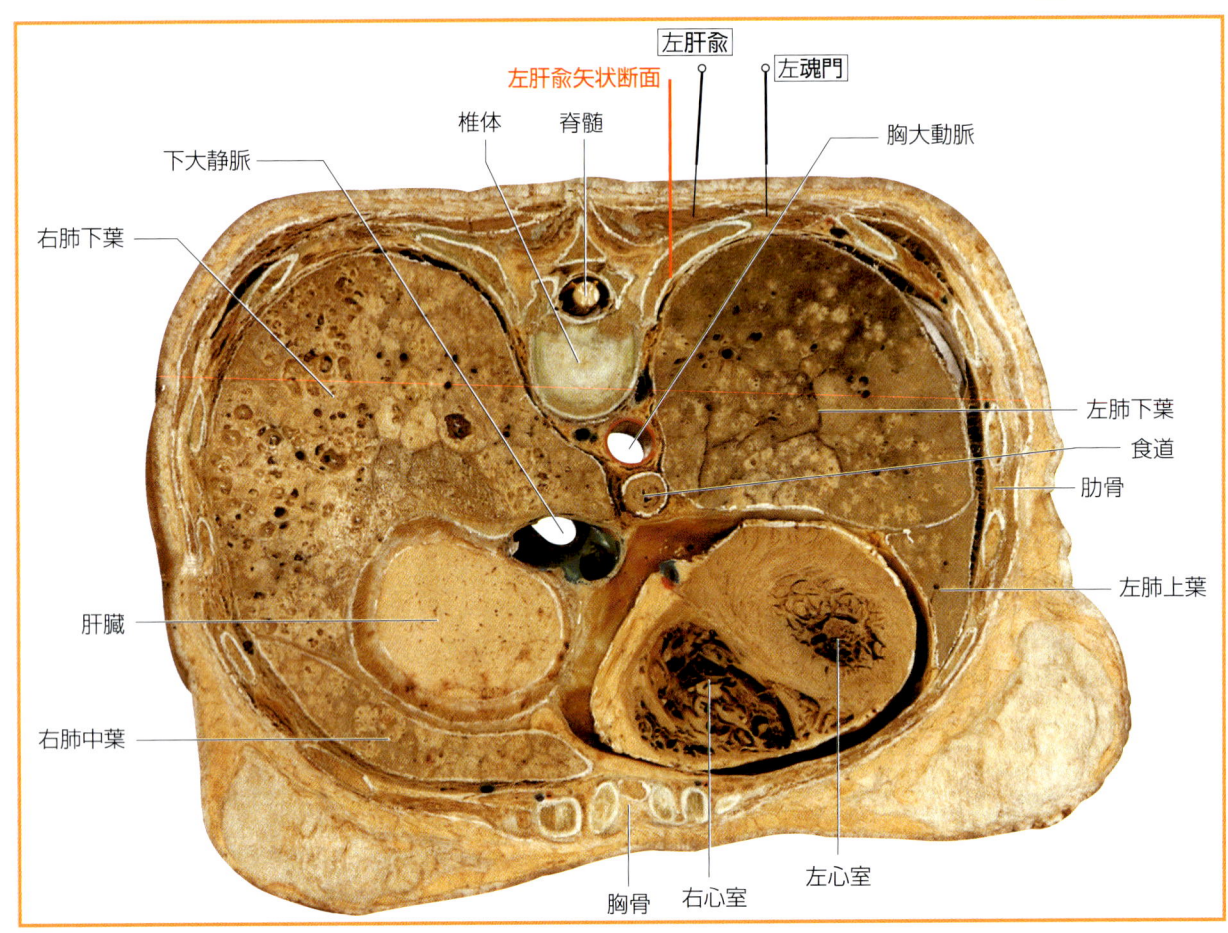

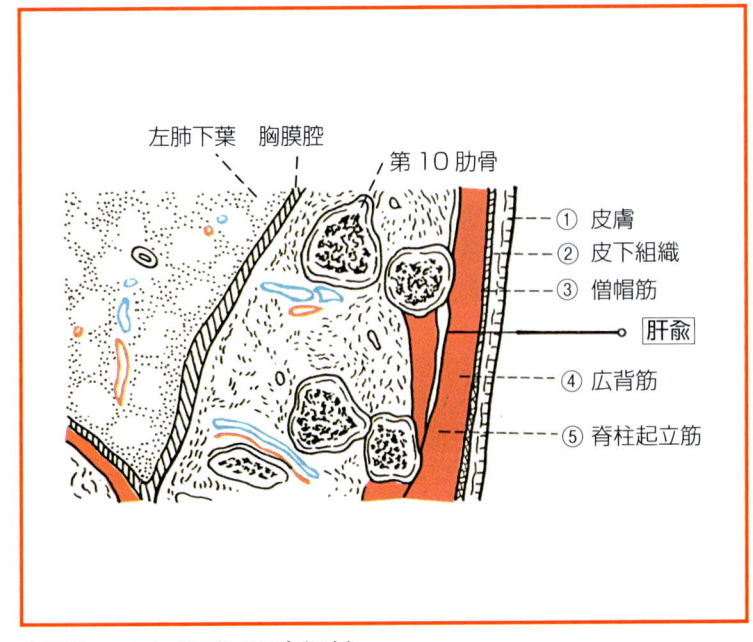

左肝兪矢状断面

左肝兪　左魂門

椎体　脊髄　胸大動脈
下大静脈
右肺下葉
左肺下葉
食道
肋骨
左肺上葉
肝臓
右肺中葉
胸骨　右心室　左心室

左肺下葉　胸膜腔　第10肋骨
① 皮膚
② 皮下組織
③ 僧帽筋
肝兪
④ 広背筋
⑤ 脊柱起立筋

左肝兪穴の矢状断面層次解剖

【肝兪】
①皮膚
↓
②皮下組織
↓
③僧帽筋
↓
④広背筋
↓
⑤脊柱起立筋

【魂門】
①皮膚
↓
②皮下組織
↓
④広背筋
↓
⑤脊柱起立筋

肝兪 BL18（★★★）（肝の背部兪穴）

足太陽膀胱経

【別　　名】肝念『灸法残巻図』
【出　　典】『霊枢・背腧』
【取穴部位】上背部，第9胸椎(T9)棘突起下縁と同じ高さ，後正中線の外方1.5寸．

【鍼　　法】内斜刺法：0.5～1寸（刺入深度は患者の体型による）．局部酸脹感と肋間の放散を認める．
【層次解剖】
1. 皮膚：第9胸神経後枝の内側皮枝が分布する．
2. 皮下組織：上述の皮神経の分枝がある．
3. 僧帽筋：三角形をした背部浅層の筋で，外後頭隆起などから起始し，鎖骨・肩峰・肩甲棘に停止する．鍼尖は筋性部分と腱性部分の間を通過し比較的薄いが，抵抗感を感じる．副神経と頸神経叢の支配を受ける．
4. 広背筋：胸背神経支配である（C6～8）．上腕骨小結節稜に停止する内旋筋である．
5. 脊柱起立筋：脊柱の両側に位置する背部の深層筋で，外側の腸肋筋，内側の棘筋，その間の最長筋で構成される．脊髄神経後枝の支配である（T3～4）．

【周囲の解剖学的構造】
　　　深部には肺があるので，深刺時の気胸発生には注意する．
【主　　治】肋間神経痛，神経衰弱，月経不順，黄疸，眼充血，夜盲症，緑内障．
【穴　　性】営血を補い，停滞した瘀血を除く．肝胆の湿熱をとる．心神を安定させて視界を広げる．

注意事項

　直刺すると第9肋骨にいたるか，あるいは肋骨間隙を通る可能性がある．また，刺入の深さが下記の危険な刺入深度を越えた場合，鍼は肋間筋，肋骨胸膜，胸膜腔，臓側（肺）胸膜を通過し，肺の下葉を刺し，気胸を引き起こす．さらに深く提挿，捻転を加えると重篤となる．

　危険な刺入深度は，男性の左側32.57±9.63mm，右側38.56±9.47mm，女性の左側31.57±7.65mm，右側34.11±11.72mmである．

魂門 BL47（★★★）

足太陽膀胱経

【別　　名】—
【出　　典】『鍼灸甲乙経』
【取穴部位】上背部，第9胸椎（T9）棘突起下縁と同じ高さ，後正中線の外方3寸．
　　　　　　注：魂門（BL47），肝兪（BL18），筋縮（GV8）は，第9胸椎（T9）棘突起下と同じ高さにある．

【鍼　　法】斜刺：0.3寸（刺入深度は患者の体型による）．
【層次解剖】1. 皮膚：第9胸神経後枝の外側皮枝が分布する．
　　　　　　2. 皮下組織：上述の皮神経の分枝がある．
　　　　　　3. 広背筋：胸背神経支配である（C6〜8）．上腕骨小結節稜に停止する内旋筋である．
　　　　　　4. 脊柱起立筋：脊柱の両側に位置する背部の深層筋で，外側の腸肋筋，内側の棘筋，その間の最長筋で構成される．それぞれの高さの脊髄神経後枝の支配である（T3〜4）．

【周囲の解剖学的構造】
　　　深部には肺があるので，深刺時の気胸発生には注意する．
【主　　治】胸脇痛，嘔吐，泄瀉，背痛．
【穴　　性】肝気を流して気を調え，胃気の流れを和らげて腸の働きを整える．

注意事項

　刺入の深さが下記の危険な刺入深度を越えた場合，鍼は肋骨筋，肋骨胸膜，胸膜腔，臓側（肺）胸膜を通過し，肺の下葉を刺し，気胸を引き起こす．さらに，1寸以上深く刺すと，横隔胸膜，横隔膜，壁側腹膜，腹膜腔，臓側腹膜を通り肝臓にまで達する．提挿，捻転を加えると，これらの損傷がさらに大きくなる．
　危険な刺入深度は，男性の左側20.28±5.79mm，右側20.82±4.85mm，女性の左側19.41±4.47mm，右側18.54±3.87mmである．

22 脾兪

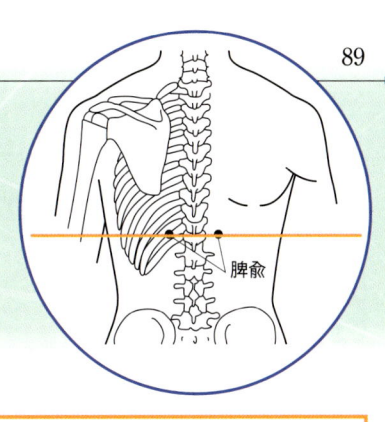

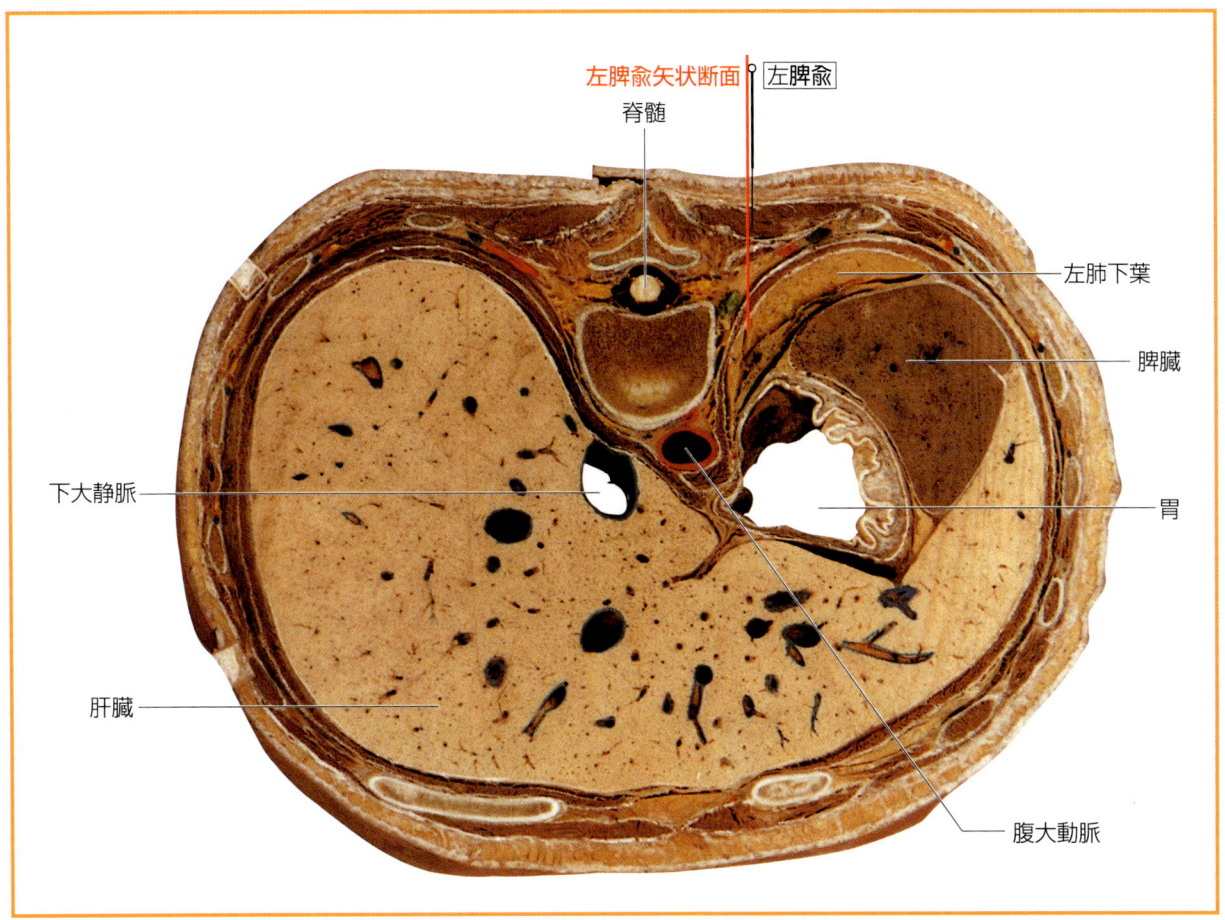

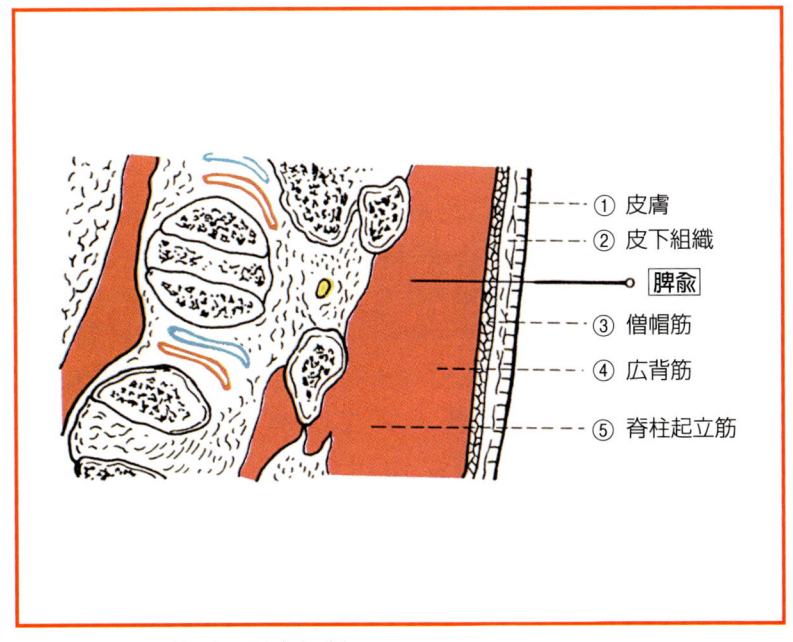

脊髄
左脾兪矢状断面 　左脾兪
左肺下葉
脾臓
胃
下大静脈
腹大動脈
肝臓

① 皮膚
② 皮下組織
[脾兪]
③ 僧帽筋
④ 広背筋
⑤ 脊柱起立筋

①皮膚
↓
②皮下組織
↓
③僧帽筋
↓
④広背筋
↓
⑤脊柱起立筋

左脾兪穴の矢状断面層次解剖

脾兪 BL20（★★★）（脾の背部兪穴）

足太陽膀胱経

【別　　名】—
【出　　典】『霊枢・背腧』
【取穴部位】上背部，第11胸椎（T11）棘突起下縁と同じ高さ，後正中線の外方1.5寸．

【鍼　　法】内斜刺法：0.5〜1.5寸（刺入深度は患者の体型による）．局部に酸・麻・脹などが腰部へ放散する．

【層次解剖】
1. 皮膚：第11胸神経後枝の内側皮枝が分布する．
2. 皮下組織：上述の皮神経の分枝がある．
3. 広背筋：胸背神経支配である（C6〜8）．上腕骨小結節稜に停止する内旋筋である．
4. 下後鋸筋：肋間神経（T9〜11）と肋下神経（T12）支配である．呼吸補助筋である．
5. 脊柱起立筋：脊柱の両側に位置する背部の深層筋で，外側の腸肋筋，内側の棘筋，その間の最長筋で構成される．それぞれの高さの脊髄神経後枝の支配である（T3〜4）．

【周囲の解剖学的構造】
　　深部には肺があるので，深刺時の気胸発生には注意する．体型により肝臓を損傷する場合もある．

【主　　治】胃炎，胃潰瘍，胃下垂，神経性嘔吐，消化不良，肝炎，腸炎，浮腫，貧血，肝脾腫大，慢性出血性疾患，子宮脱垂，蕁麻疹，全身倦怠．

【穴　　性】脾気を扶助して水湿を取り運化作用を高める．

注意事項

　鍼尖が深部に達すると，鍼尖が肋間軟部組織，壁側胸膜，胸膜腔を通過して，臓側（肺）胸膜を経て肺を損傷して気胸となる場合がある．ただし，体型により異なるので肝臓などの器官を損傷することもある．
　危険な刺入深度は，男性の左側39.02±12.98mm，右側43.51±11.24mm，女性の左側37.62±10.13mm，右側32.72±7.76mmである．

23 腎兪

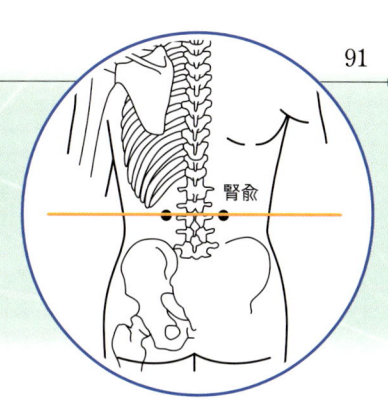

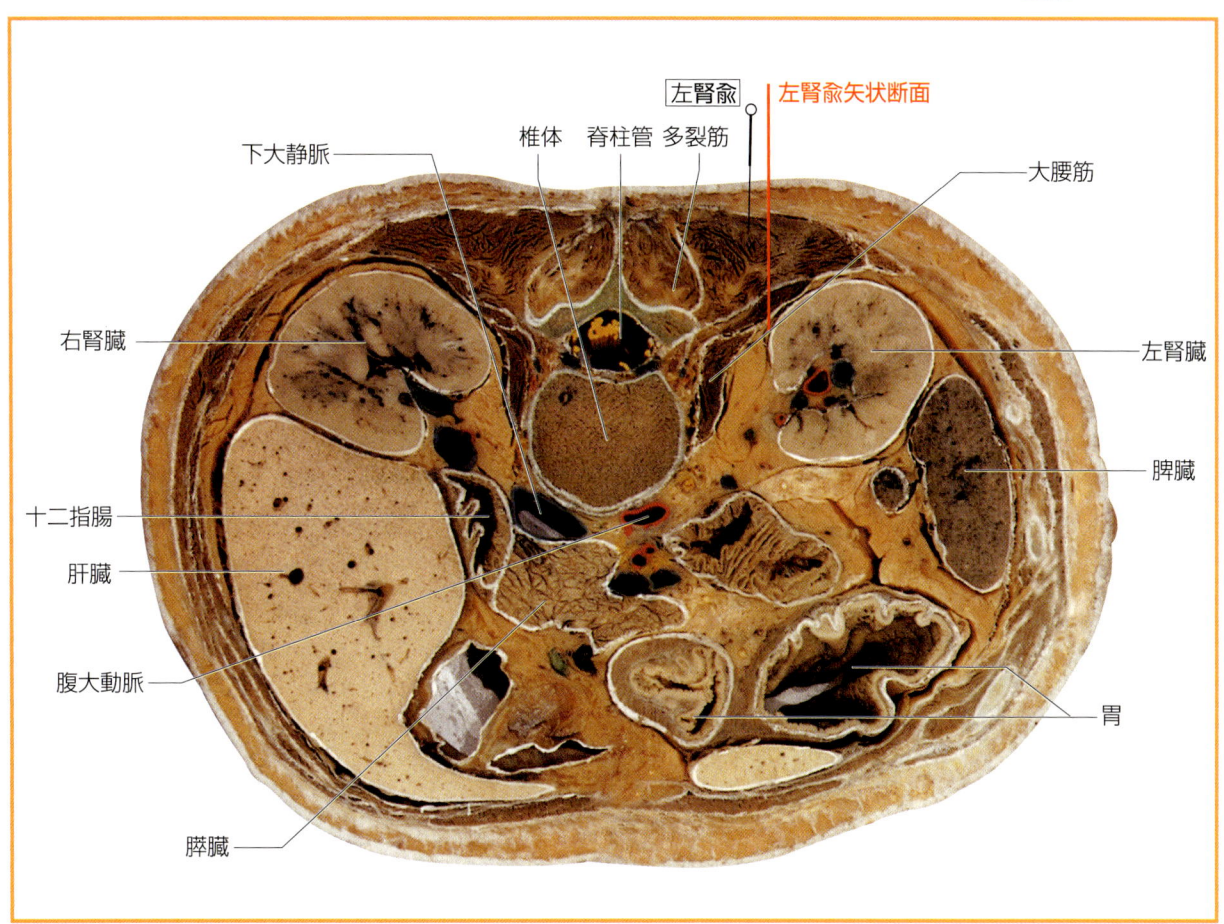

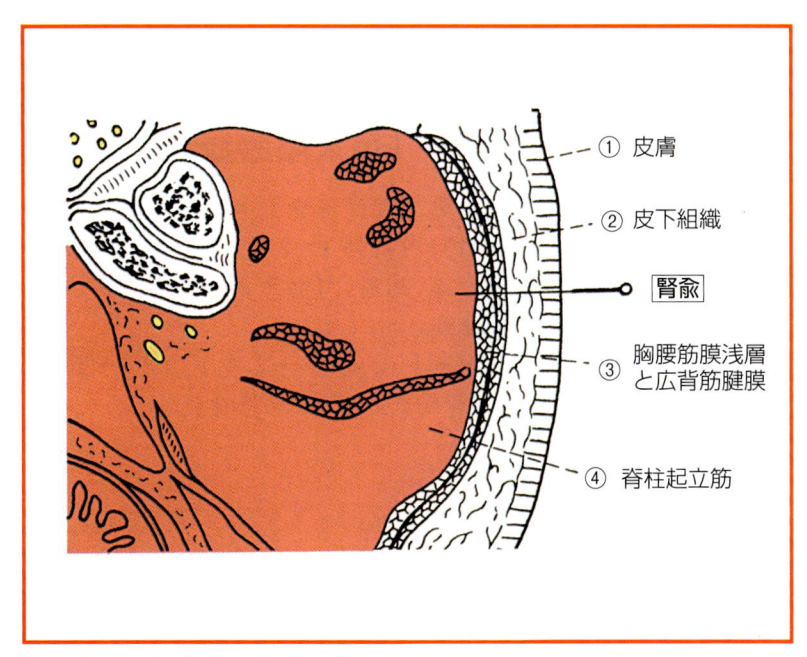

断面図ラベル：
- 下大静脈
- 椎体
- 脊柱管
- 多裂筋
- 左腎兪
- 左腎兪矢状断面
- 大腰筋
- 右腎臓
- 左腎臓
- 脾臓
- 十二指腸
- 肝臓
- 胃
- 腹大動脈
- 膵臓

層次解剖ラベル：
- ① 皮膚
- ② 皮下組織
- 腎兪
- ③ 胸腰筋膜浅層と広背筋腱膜
- ④ 脊柱起立筋

① 皮膚
↓
② 皮下組織
↓
③ 胸腰筋膜浅層と
　広背筋腱膜
↓
④ 脊柱起立筋

左腎兪穴の矢状断面層次解剖

腎兪 BL23（★★）（腎の背部兪穴）

足太陽膀胱経

【別　　名】少陰兪『素問・通評虚実論』，腎念『灸法残巻図』
【出　　典】『霊枢・背腧』
【取穴部位】腰部，第2腰椎（L2）棘突起下縁と同じ高さ，後正中線の外方1.5寸．

【鍼　　法】やや斜め内直刺：1～2寸（刺入深度は患者の体型による）．
【層次解剖】
1. 皮膚：第2腰神経後枝の内側枝が分布する．
2. 皮下組織：上述の皮神経の分枝がある．
3. 胸腰筋膜：胸背神経支配である（C6～8）．上腕骨小結節稜に停止する内旋筋である．
4. 脊柱起立筋：脊柱の両側に位置する背部の深層筋で，外側の腸肋筋，内側の棘筋，その間の最長筋で構成される．脊髄神経後枝の支配である（T3～4）．

【周囲の解剖学的構造】
　　　深部には肝臓や腎臓があるので注意する．

【主　　治】腎炎，腎絞痛，腎下垂，腰痛，遺精，遺尿，インポテンツ，生理不順，気管支喘息，耳鳴り，耳聾，脱毛，貧血，腰部軟部組織の損傷，小児麻痺後遺症など．
【穴　　性】腎気を補い，気化作用を鼓舞し，水湿を取る．腰部，脊柱を強める．水を益して火淫を抑制する．耳目の経気を流れ良くする．

注意事項

深部には後腹壁があり，肝臓や腎臓などの器官に隣接しているため深刺を慎重に行うこと．

24 肩髃

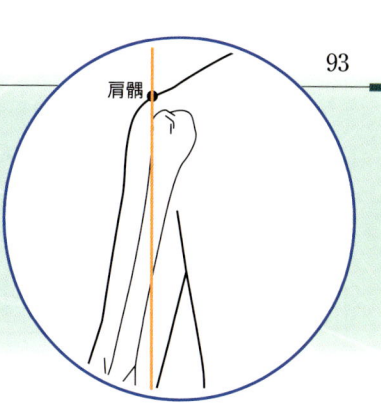

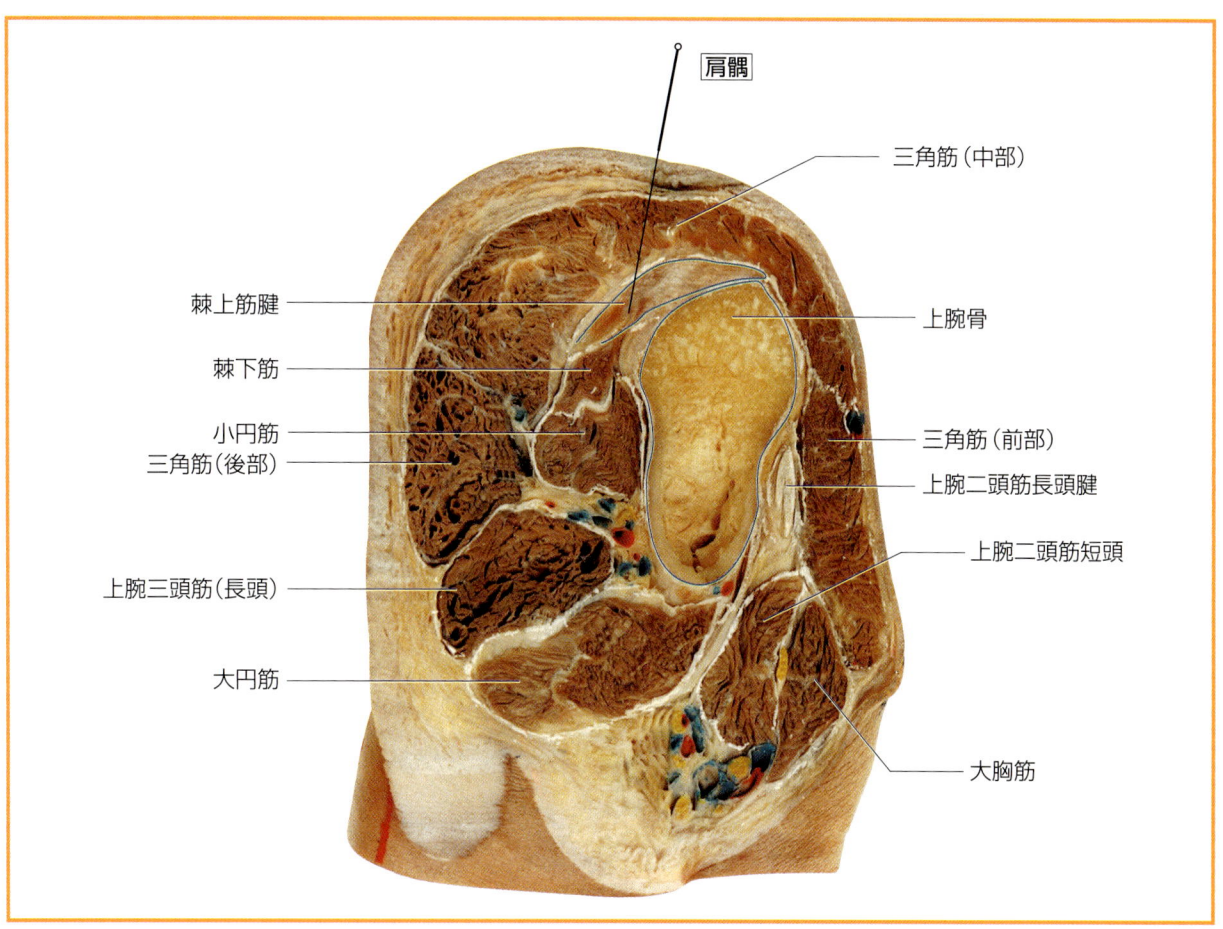

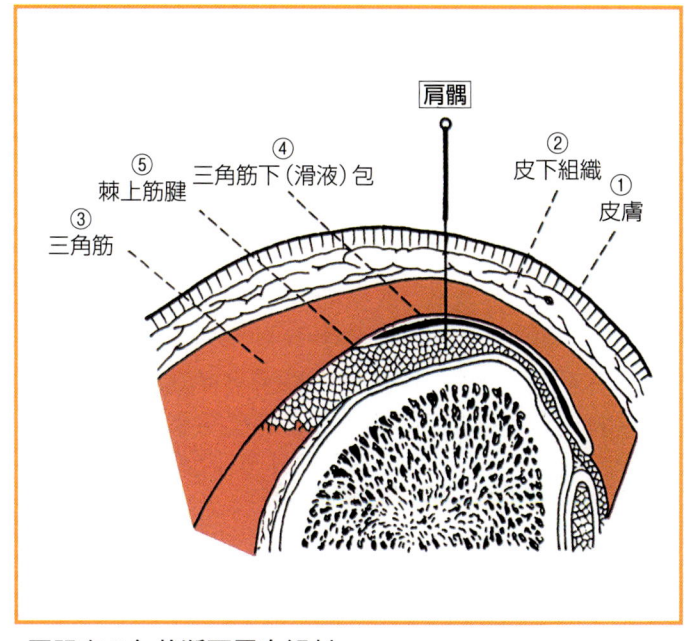

図の説明：

- 肩髃
- 三角筋（中部）
- 棘上筋腱
- 上腕骨
- 棘下筋
- 小円筋
- 三角筋（前部）
- 三角筋（後部）
- 上腕二頭筋長頭腱
- 上腕二頭筋短頭
- 上腕三頭筋（長頭）
- 大円筋
- 大胸筋

下図の説明：

- 肩髃
- ⑤ 棘上筋腱
- ④ 三角筋下（滑液）包
- ② 皮下組織
- ③ 三角筋
- ① 皮膚

肩髃穴の矢状断面層次解剖

《直刺法》
①皮膚
↓
②皮下組織
↓
③三角筋
↓
④三角筋下包
↓
⑤棘上筋腱

《内斜刺法》
①皮膚
↓
②皮下組織
↓
③三角筋
↓
肩峰下包
↓
棘上筋

《下斜刺法》
①皮膚
↓
②皮下組織
↓
③三角筋
↓
④三角筋下包
↓
③三角筋

肩髃 LI15（★）

手陽明大腸経

- 【別　　名】『千金方』：肩偏，中肩井
  　　　　　　『外台』：扁骨
- 【出　　典】『鍼灸甲乙経』
- 【取穴部位】肩周囲部，肩峰外縁の前端と上腕骨大結節の間の陥凹部.
  　　　　　　注：上腕を外転したとき，肩峰の前後に2つの陥凹部が現れる．肩髃（LI15）は，前の陥凹部にあり，後ろの陥凹より深い．肩髎（TE14）は後ろの陥凹部にある.

- 【鍼　　法】腕を垂らし，肩峰の最先端で上腕骨大結節の陥凹中にとる．あるいは患者の上腕を外転させて肩部に出現する2つの陥凹で前方の1つの陥凹を本穴とする．局所の酸脹感が肩関節の周辺に拡散する.
  - ・直刺：垂直に刺鍼する．0.5〜0.8寸刺入（刺入深度は患者の体型による）.
  - ・内斜刺：経穴の下を外から50度の角度で，やや内に向けて1.5〜2寸斜刺する.
  - ・下斜刺：経穴の上を内から50度の角度で，下に斜めに向けて1.5〜2寸，または前内下および後内下より透刺する.

- 【層次解剖】《直刺法》
  1. 皮膚：外側鎖骨上神経が分布する（C4）.
  2. 皮下組織：上述の皮神経の分枝がある.
  3. 三角筋：鎖骨・肩峰・肩甲棘から起始し，三角筋粗面に停止する筋で，肩関節の外転，前方への屈曲，後方への伸展に働く．腋窩神経支配である（C5, 6）.
  4. 三角筋下包：三角筋の深部で三角筋と上腕骨大結節の間にある滑液包は肩峰下包に通じている．この滑液包が腫脹すると"五十肩"になる.
  5. 棘上筋腱：肩甲棘の上の棘上窩から起始し，大結節に停止する筋で，肩関節の外転筋である．肩甲切痕を通過する肩甲上神経の支配を受ける（C5）.

  《内斜刺法》
  1から3は直刺法と同じである.
  4. 肩峰下包：肩峰下に位置し，下方に向かうと三角筋下包に相通じる.
  5. 棘上筋：肩甲棘の上の棘上窩から起始し，大結節に停止する筋で，肩関節の外転筋である．肩甲切痕を通過する肩甲上神経の支配を受ける（C5）.

  《下斜刺法》
  1から4は直刺法と同じである.
  5. 三角筋：もし，鍼が三角筋下包を通過すると，再び三角筋に刺入する.

- 【主　　治】中風，半身不随，高血圧，肩関節痛，肩関節周囲炎，蕁麻疹，多汗.
- 【穴　　性】経絡に溜まった風湿を散らす．陽明の火淫を排泄する．関節の経気を巡らせる．熱邪を取り除く.

注意事項

関節腔内への刺入には感染への配慮が必要となる.

肩髃穴の前頭断面解剖
（直刺法）

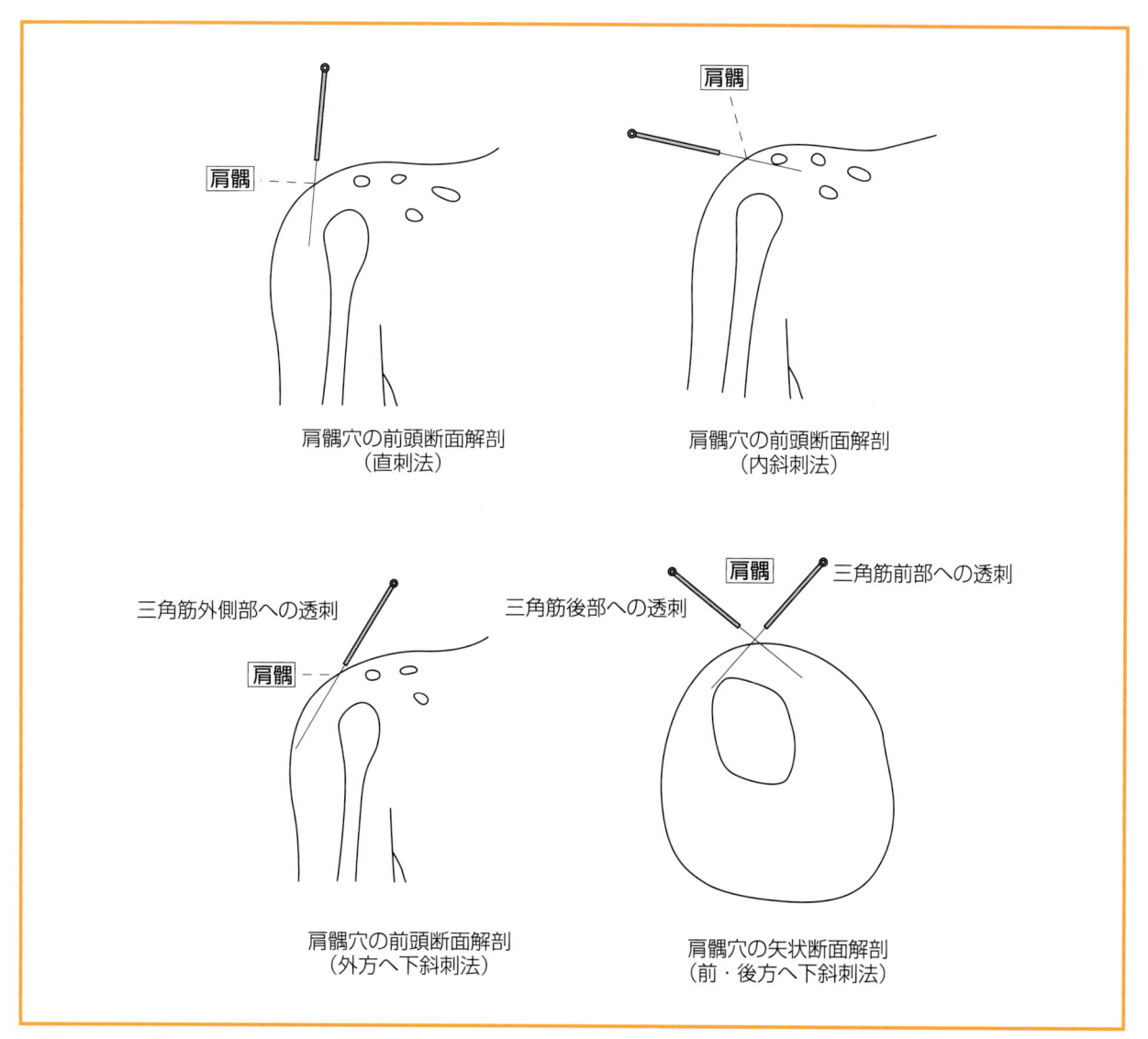

肩髃穴の前頭断面解剖
（内斜刺法）

三角筋外側部への透刺

三角筋後部への透刺

三角筋前部への透刺

肩髃穴の前頭断面解剖
（外方へ下斜刺法）

肩髃穴の矢状断面解剖
（前・後方へ下斜刺法）

肩髃穴への鍼法

25 尺沢／曲沢

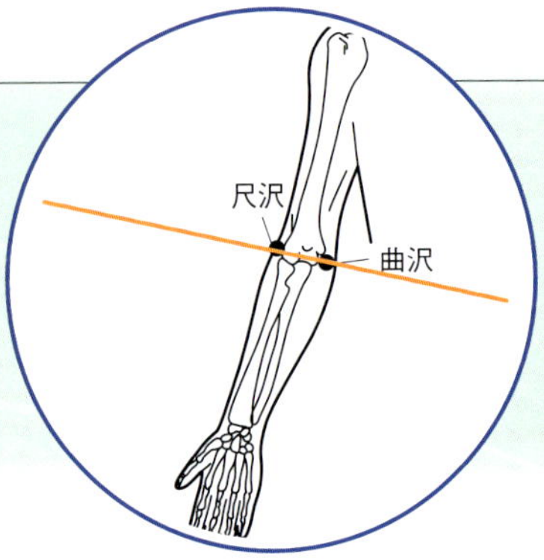

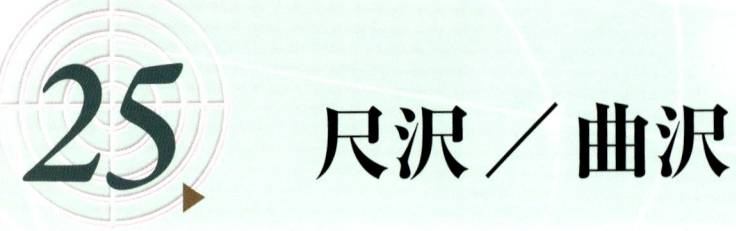

尺沢
曲沢

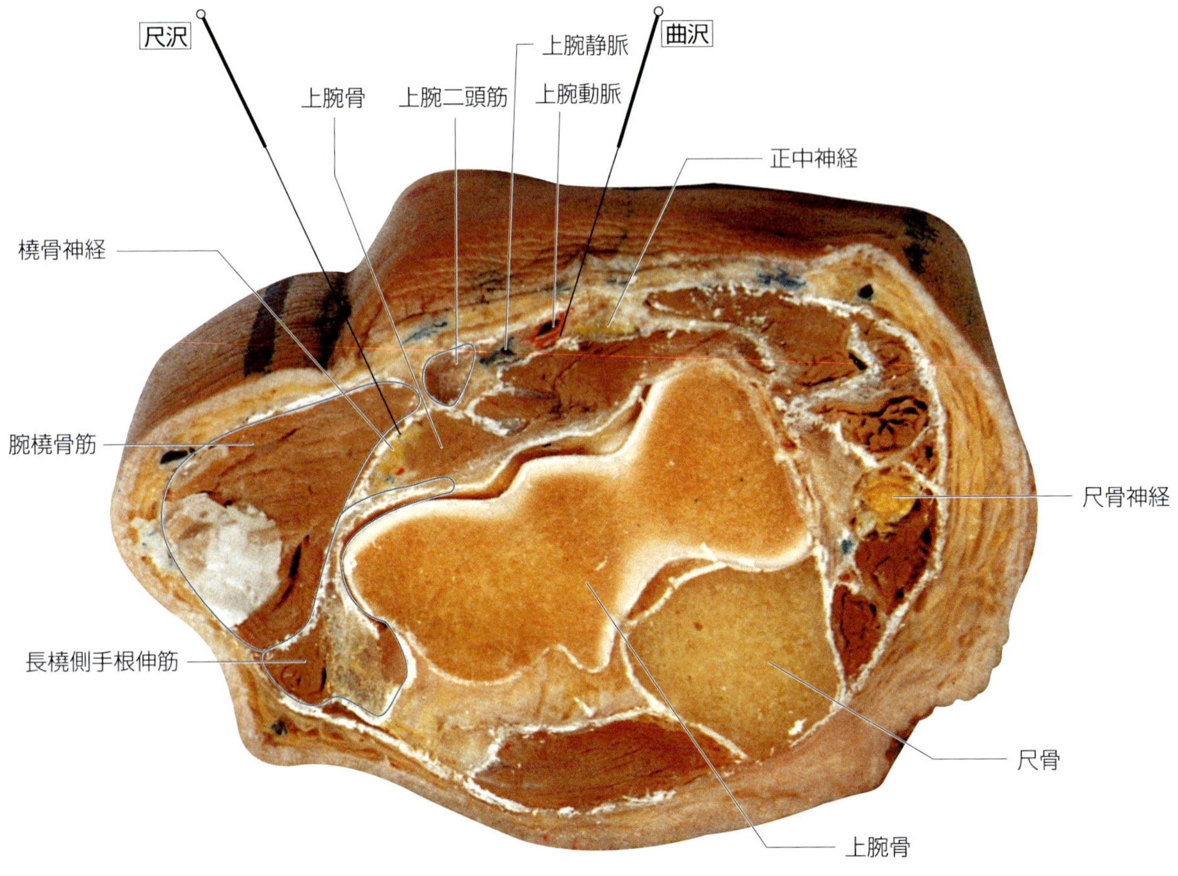

尺沢
曲沢
上腕静脈
上腕骨
上腕二頭筋
上腕動脈
正中神経
橈骨神経
腕橈骨筋
尺骨神経
長橈側手根伸筋
尺骨
上腕骨

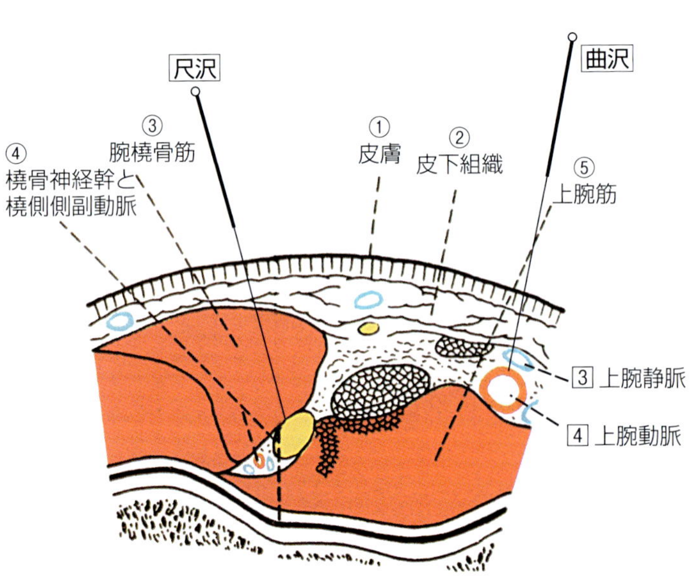

尺沢
曲沢
③ 腕橈骨筋
④ 橈骨神経幹と橈側側副動脈
① 皮膚
② 皮下組織
⑤ 上腕筋
3 上腕静脈
4 上腕動脈

尺沢穴と曲沢穴の横断面層次解剖

【尺沢】

①皮膚
↓
②皮下組織
↓
③腕橈骨筋
↓
④橈骨神経幹と橈側側副動脈の前枝
↓
⑤上腕筋

【曲沢】

①皮膚
↓
②皮下組織
↓
3上腕静脈
↓
4上腕動脈
↓
⑤上腕筋

尺沢 LU5（★★）（肺経の合水穴）

手太陰肺経

【別　　名】鬼受『備急千金要方』
【出　　典】『霊枢・本輸』
【取穴部位】肘前部，肘窩横紋上，上腕二頭筋腱外方の陥凹部．
　　　　　　注：肘を屈曲し，肘窩横紋上で曲池（LI11）と曲沢（PC3）の間にある．尺沢（LU5）と曲沢（PC3）は上腕二頭筋腱の両側に位置する．

【鍼　　法】直刺：0.5～1寸（刺入深度は患者の体型による）．局所に腫れぼったさが起こるか，触電感が前腕外側に放散される．
【層次解剖】1. 皮膚：筋皮神経皮枝の外側前腕皮神経が分布する（C6）．
　　　　　　2. 皮下組織：尺側には外側前腕皮神経が，橈側には腋窩静脈に流入する橈側皮静脈がある．
　　　　　　3. 腕橈骨筋：上腕骨体外側縁から起始し橈骨の茎状突起に停止する筋で，肘関節の屈曲筋である．橈骨神経支配である（C5～7）．
　　　　　　4. 橈骨神経幹：
　　　　　　　・橈骨神経はC5からC8の神経線維で構成される．
　　　　　　　・橈側側副動脈は上腕深動・静脈の分枝で，肘関節のところで橈側反回動・静脈と吻合する．
　　　　　　5. 上腕筋：上腕骨体内側・外側前面から起始し尺骨粗面に停止する筋で，肘関節の屈曲筋である．筋皮神経支配である（C5～6）．
【主　　治】四肢痙攣，咳嗽，哮喘，肺炎，気管支炎，胸膜炎，喀血，咽喉腫痛，上腕腫痛，丹毒，乳腺炎，小児驚風．
【穴　　性】肺に潜む火淫を排泄する．気逆を整える．上焦の熱をさます．

注意事項

橈骨神経幹は腕橈骨筋と上腕二頭筋腱および上腕筋の間を下行する．もし橈骨神経幹に刺鍼すると，前腕外側と手背外側，指尖部に向けて激しい触電感が走る．このようなときには刺鍼を中止すべきである．また，関節腔内への刺入には感染を伴うことがあるので注意する．

曲沢 PC3（★★）（心包経の合水穴）

手厥陰心包経

【別　　名】—
【出　　典】『鍼灸甲乙経』
【取穴部位】肘前面，肘窩横紋上，上腕二頭筋腱内方の陥凹部．
　　　　　　注：肘を45度屈曲したとき，上腕二頭筋腱の内方にある．

【鍼　　法】直刺：0.8～1.0寸（刺入深度は患者の体型による）
【層次解剖】1. 皮膚：内側前腕皮神経が分布する（T1）．
　　　　　　2. 皮下組織：尺側には内側前腕皮神経の掌側枝と上腕静脈に流入する尺側皮静脈がある．橈側には橈側皮静脈と尺側皮静脈を連絡する肘正中皮静脈がある．
　　　　　　3. 正中神経：腕神経叢の枝で，その橈側を上腕動・静脈が走行する．
　　　　　　4. 上腕筋：上腕骨体内側・外側前面から起始し尺骨粗面に停止する筋で，肘関節の屈曲筋である．筋皮神経支配である（C5～6）．
【主　　治】心悸，善驚，心痛，嘔吐，こむらがえり，煩躁，上腕痛，咳嗽，上肢の顫動．
【穴　　性】火をもらして心熱をさます．腸胃の働きを整える．

注意事項

正中神経への刺鍼についての注意が必要で，また，関節腔内への刺入には感染への配慮が必要である．

臨床現場から

　曲沢穴・大陵穴では，関節炎やリウマチなどで反応が出やすく，刺鍼点として使用頻度が高い経穴でもある．しかし，曲沢穴の深部には上腕動脈が存在する．また，両穴ともに正中神経が存在することから，手荒な手技は血管や神経を損傷する可能性がある．手荒な手技は避けるべきである．

26 内関

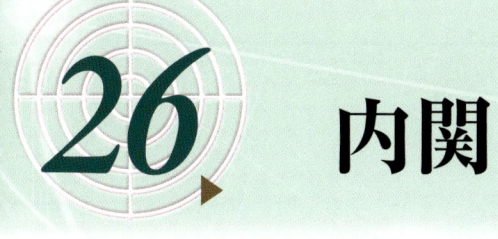

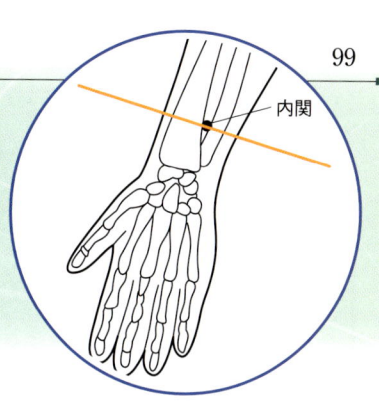

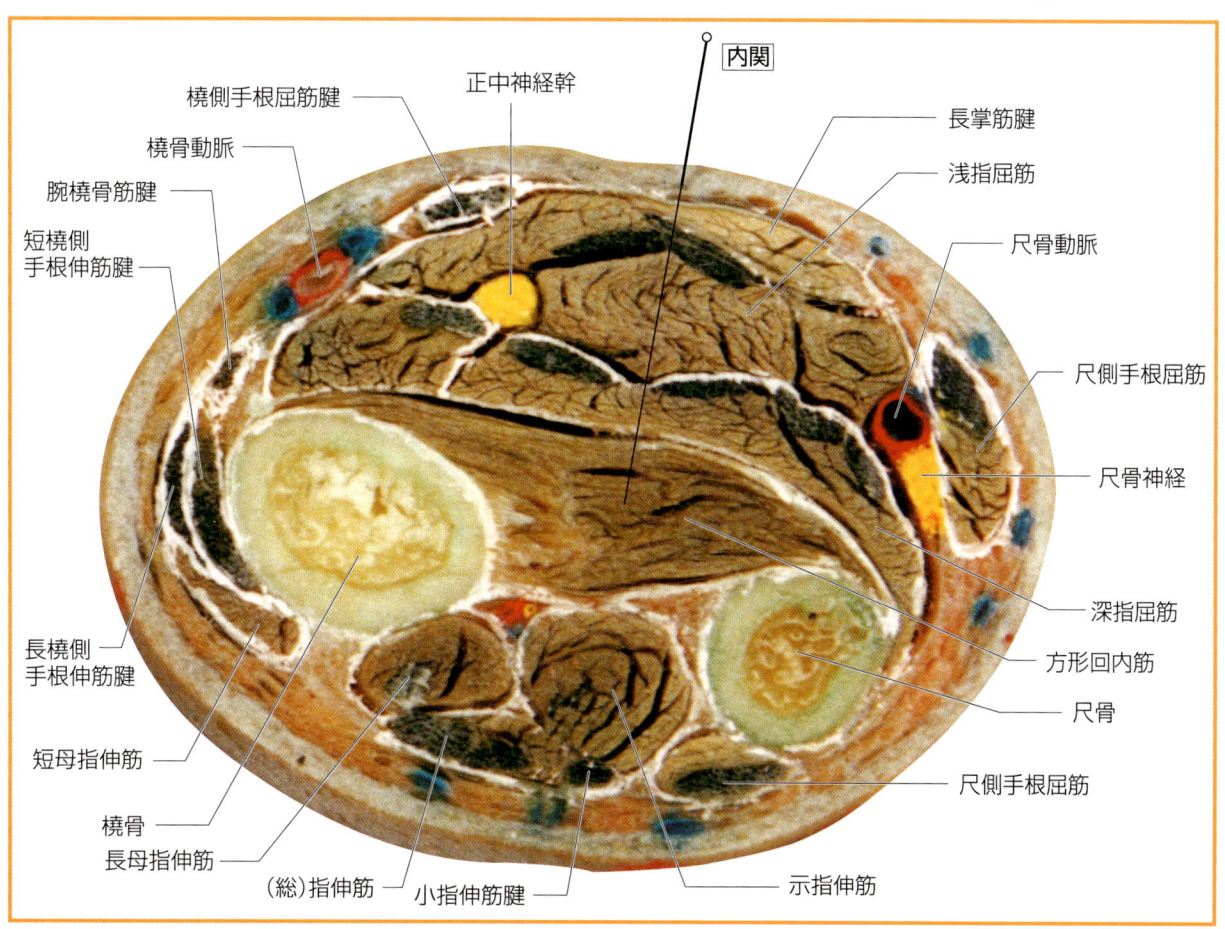

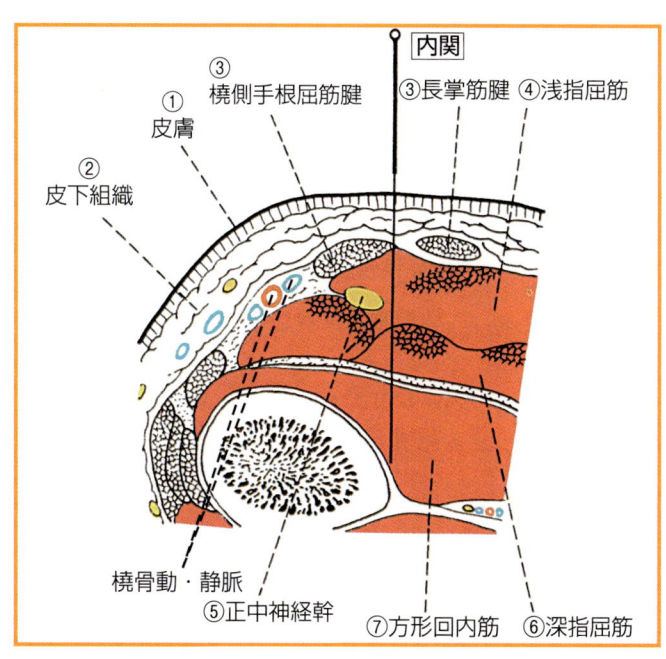

内関

橈側手根屈筋腱 / 正中神経幹 / 内関 / 長掌筋腱 / 浅指屈筋 / 尺骨動脈 / 尺側手根屈筋 / 尺骨神経 / 深指屈筋 / 方形回内筋 / 尺骨 / 尺側手根屈筋 / 示指伸筋 / 小指伸筋腱 / (総)指伸筋 / 長母指伸筋 / 橈骨 / 短母指伸筋 / 長橈側手根伸筋腱 / 短橈側手根伸筋腱 / 腕橈骨筋腱 / 橈骨動脈

内関穴の横断面層次解剖

① 皮膚
② 皮下組織
③ 橈側手根屈筋腱　③ 長掌筋腱　④ 浅指屈筋
橈骨動・静脈　⑤ 正中神経幹　⑦ 方形回内筋　⑥ 深指屈筋

① 皮膚
↓
② 皮下組織
↓
③ 橈側手根屈筋腱と長掌筋腱の間を通過
↓
④ 浅指屈筋
↓
⑤ 正中神経幹
↓
⑥ 深指屈筋
↓
⑦ 方形回内筋

内関 PC6（★★）（心包経の絡穴，八脈交会穴）

手厥陰心包経

【別　　名】陰維『玉龍経』
【出　　典】『霊枢・経脈』
【取穴部位】前腕前面，長掌筋腱と橈側手根屈筋腱の間，手関節掌側横紋の上２寸．

　　　　　　注１：こぶしを作り，手関節を回外して肘関節を軽く屈曲すると長掌筋腱と橈側手根屈筋腱がより明瞭に現れる．大陵（PC7）の上方２寸．内関（PC6）に対応する後側の経穴は外関（TE5）である．

　　　　　　注２：長掌筋腱が不明瞭な場合は，橈側手根屈筋腱の内側に取る．

【鍼　　法】直刺：１寸（刺入深度は患者の体型による）．局所のシビレ・腫れぼったさが指尖部へ放散するか触電感がある．

【層次解剖】
1. 皮膚：内側前腕皮神経と外側前腕皮神経が分布する（C7）．
2. 皮下組織：上述の皮神経の分枝がある．
3. 橈側手根屈筋（腱）：上腕骨内側上顆から起始し第２・３中手骨底に停止する筋で，手関節の屈曲筋である．正中神経の支配を受ける（C6〜8）．
4. 長掌筋（腱）：上腕骨内側上顆から起始し手掌腱膜に停止する筋で，手関節の屈曲筋である．正中神経の支配を受ける（C7〜8，T1）．約20％の人で欠如する．
5. 浅指屈筋：上腕尺骨頭は上腕骨内側上顆と尺骨粗面から起始し第２〜５指の中節骨底に停止する筋で，PIP関節の屈曲筋である．正中神経の支配を受ける（C7〜8，T1）．
6. 正中神経幹と正中動脈：腕神経叢の枝で内側根は内側神経束に，外側根は外側神経束に由来する．正中神経幹は長掌筋腱より橈側にあるので，刺鍼方向が橈側になると正中神経に達し，指先に放射性の触電感を感じる．前骨間動脈の枝の正中動脈と伴行する．
7. 深指屈筋：尺骨体・前腕骨間膜から起始し第２〜５指の末節骨底に停止する筋で，DIP関節の屈曲筋である．橈側半部（第２〜３指）は正中神経の支配を受け（C7〜8，T1），尺側半部（第４〜５指）は尺骨神経の支配を受ける（C8，T1）．
8. 方形回内筋：尺骨下部前面から起始し橈骨下部前面に停止する回内筋である．正中神経の枝の前骨間神経の支配である（C7〜8，T1）．深部には前腕骨間膜があり，そこを通過すると外関に至る．

【主　　治】リウマチ性心臓病，ショック，心悸，胸痛，胃痛，横隔膜痙攣，偏頭痛，甲状腺機能亢進症，てんかん，哮喘，咽喉腫痛と諸々の手術後の疼痛，血圧調節．

【穴　　性】心包絡をさまして，三焦の巡りを促す．胃気の流れを和らげて神志を安定させ，胸部を広げて経気を整える．

注意事項

正中神経への刺鍼についての注意が必要である．

27 神門／太淵／大陵

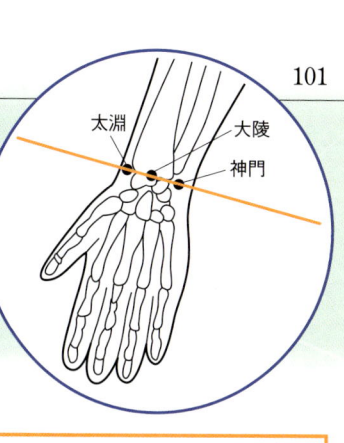

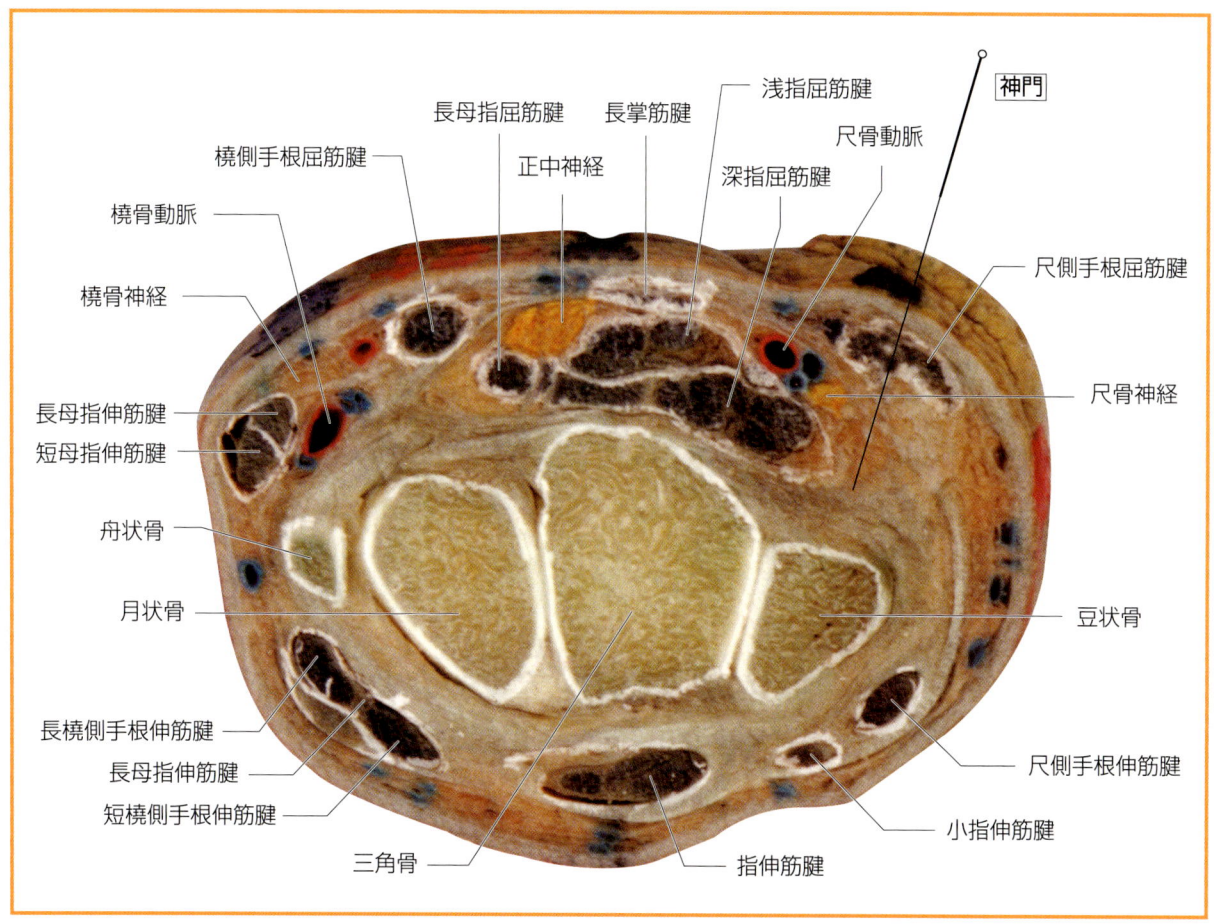

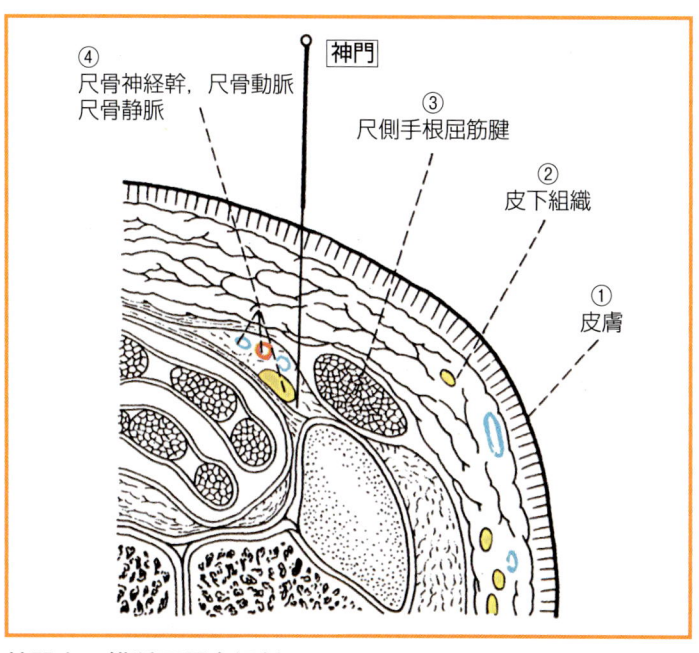

横断面の主なラベル:
- 橈骨動脈
- 橈骨神経
- 長母指伸筋腱
- 短母指伸筋腱
- 舟状骨
- 月状骨
- 長橈側手根伸筋腱
- 長母指伸筋腱
- 短橈側手根伸筋腱
- 三角骨
- 橈側手根屈筋腱
- 長母指屈筋腱
- 正中神経
- 長掌筋腱
- 浅指屈筋腱
- 深指屈筋腱
- 尺骨動脈
- 神門
- 尺側手根屈筋腱
- 尺骨神経
- 豆状骨
- 尺側手根伸筋腱
- 小指伸筋腱
- 指伸筋腱

神門穴の横断面層次解剖:
- ④ 尺骨神経幹，尺骨動脈，尺骨静脈
- ③ 尺側手根屈筋腱
- ② 皮下組織
- ① 皮膚
- 神門

【神門】
① 皮膚
↓
② 皮下組織
↓
③ 尺側手根屈筋腱
↓
④ 尺骨神経幹と尺骨動・静脈

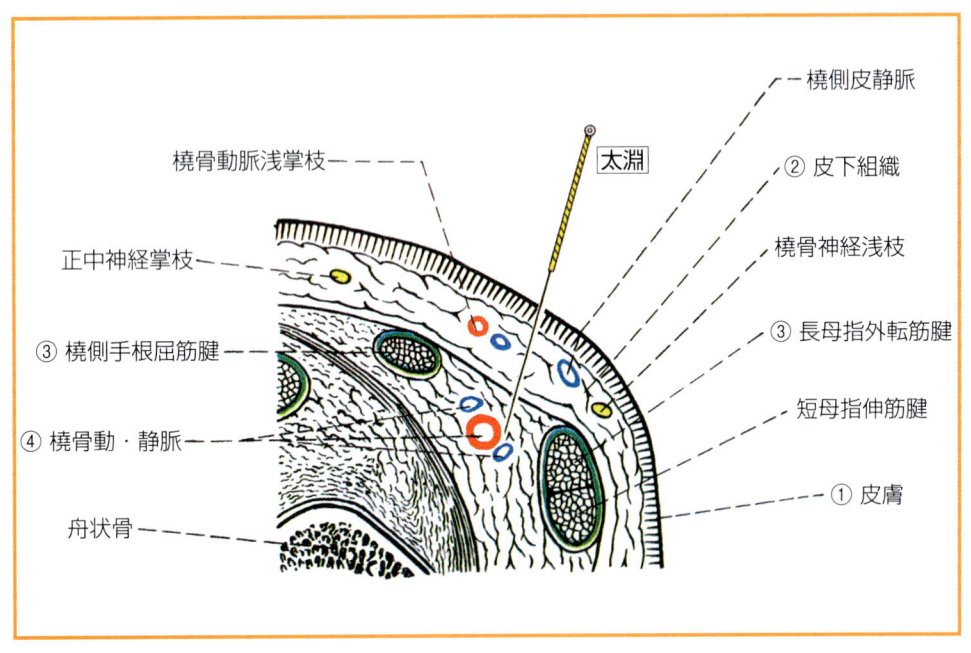

太淵穴の横断面層次解剖

【太淵】
①皮膚
↓
②皮下組織
↓
③橈側手根屈筋腱と長母指外転筋腱の間を通過
↓
④橈骨動・静脈

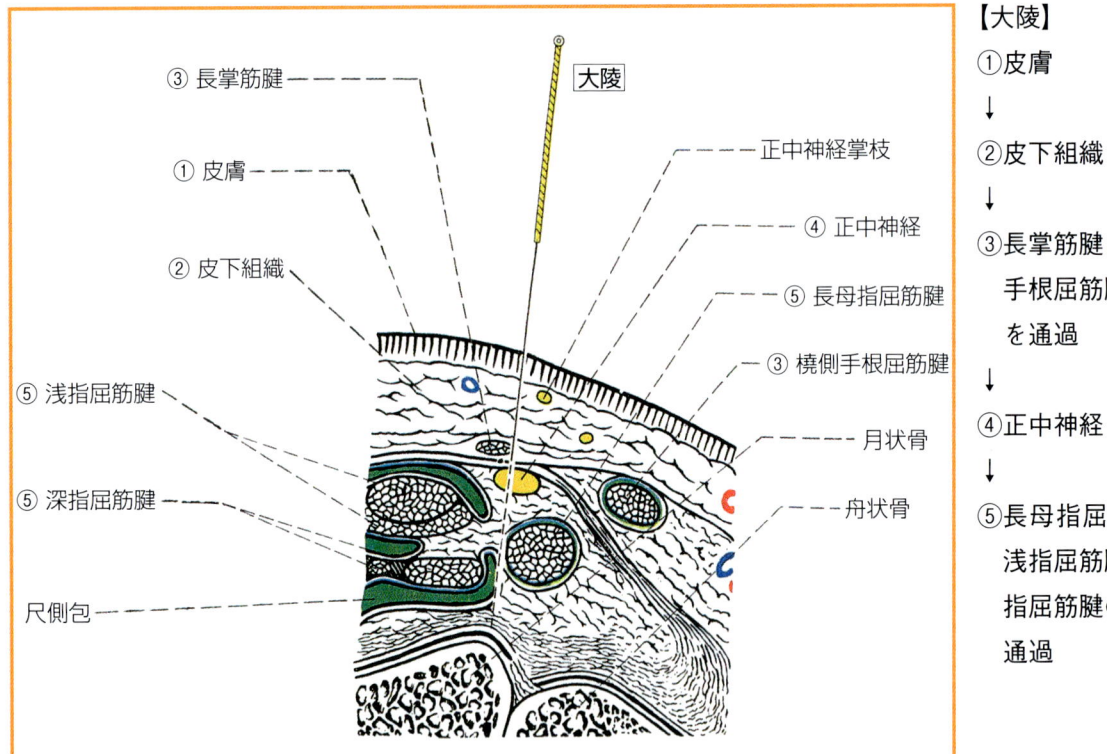

図ラベル：橈骨動脈浅掌枝、正中神経掌枝、③橈側手根屈筋腱、④橈骨動・静脈、舟状骨、橈側皮静脈、②皮下組織、橈骨神経浅枝、③長母指外転筋腱、短母指伸筋腱、①皮膚

大陵穴の横断面層次解剖

【大陵】
①皮膚
↓
②皮下組織
↓
③長掌筋腱と橈側手根屈筋腱の間を通過
↓
④正中神経
↓
⑤長母指屈筋腱・浅指屈筋腱・深指屈筋腱の間を通過

図ラベル：③長掌筋腱、①皮膚、②皮下組織、⑤浅指屈筋腱、⑤深指屈筋腱、尺側包、正中神経掌枝、④正中神経、⑤長母指屈筋腱、③橈側手根屈筋腱、月状骨、舟状骨

神門 HT7（★★）（心の原穴，心経の兪土穴）
手少陰心経

- 【別　　名】兌骨『難経』，兌衝，中都『鍼灸甲乙経』
- 【出　　典】『素問・気交変大論』
- 【取穴部位】手関節前内側，尺側手根屈筋腱の橈側縁，手関節掌側横紋上．
  注：豆状骨上縁橈側の陥凹部，手関節掌側横紋にある．

【鍼　　法】直刺：0.3〜0.5寸（刺入深度は患者の体型による）．局所にシビレや腫れぼったさがある．

【層次解剖】
1. 皮膚：内側前腕皮神経と尺骨神経掌枝が分布する（C8）．
2. 皮下組織：上述の皮神経の分枝がある．
3. 尺側手根屈筋腱：刺鍼部の尺側にある．上腕頭は上腕骨内側上顆，尺骨頭は肘頭から起始する筋で手関節の屈曲筋である．尺骨神経支配である（C7〜8，T1）．
4. 尺骨神経幹：刺鍼部の橈側にある．尺骨神経は腕神経叢の内側神経束の最大の終枝である（C7〜8，T1）．
5. 尺骨動・静脈：刺鍼部の橈側にある．上腕動脈の終枝である尺骨動脈の両側を尺骨静脈が伴行し上腕静脈に流入する．

【周囲の解剖学的構造】
- 尺骨神経：刺鍼部の橈側には尺骨神経があるので，鍼尖をやや橈側に向けると尺骨神経を刺激する．そのとき，手の尺側縁と指先に触電感を感じる．

【主　　治】神経衰弱，心悸，健忘，不眠，精神障害，多夢，舌筋麻痺，掌中の熱感．

【穴　　性】精神を安定させて神志の活動を和らげる．心熱を冷まして気逆を調える．

注意事項
尺骨神経幹と尺骨動脈へ刺鍼する可能性があるので注意が必要である．

太淵 LU9（★★）（肺の原穴，肺経の兪土穴，八会穴の脈会）

手太陰肺経

【別　　名】大泉『千金方』
【出　　典】『鍼灸甲乙経』
【取穴部位】手関節前外側，橈骨茎状突起と舟状骨の間，長母指外転筋腱の尺側陥凹部．
　　　　　　注：手関節掌側横紋の橈側，橈骨動脈上にある．

【鍼　　法】直刺：0.3～0.5寸．局部の酸脹．
【層次解剖】1. 皮膚：外側前腕皮神経が分布する（C6）．
　　　　　　2. 皮下組織：上述の皮神経の分枝がある．腋窩静脈に流入する橈側皮静脈がある．
　　　　　　3. 橈側手根屈筋（腱）：上腕骨内側上顆から起始し第2・3中手骨底に停止する筋で，手関節の屈曲筋である．正中神経の支配を受ける（C6～8）．
　　　　　　4. 長母指外転筋（腱）：尺骨と橈骨の中部背側面および前腕骨間膜から起始し第1中手骨底に停止する母指の外転筋である．橈骨神経の深枝支配を受ける（C6～8）．
　　　　　　5. 橈骨動・静脈：刺鍼部の尺側にある．上腕動脈の2終枝の一つである橈骨動脈の両側を橈骨静脈が伴行し腋窩静脈に流入する．
【主　　治】気管支炎，百日咳，インフルエンザ，喘息，肺結核，胸痛，手関節ならびに手関節軟部組織の疾患．
【穴　　性】経絡の流れに沿って経気を巡らせ呼吸困難を穏やかにし，痰濁の代謝を促してして咳を止める．

注意事項

橈骨動脈への刺鍼についての注意が必要である．また，関節腔内への刺入には感染への配慮が必要である．

大陵 PC7（★★）（心包の原穴，心包経の兪土穴）

手厥陰心包経

【別　　名】心主，鬼心

【出　　典】『鍼灸甲乙経』『霊枢・九鍼十二原』

【取穴部位】手関節前面，長掌筋腱と橈側手根屈筋腱の間，手関節掌側横紋上．

注：こぶしを作り，手関節を軽く掌屈すると長掌筋腱と橈側手根屈筋腱がより明瞭に現れる．手関節掌側横紋の中点で長掌筋腱と橈側手根屈筋腱の間，豆状骨近位端の神門（HT7）と同じ高さにある．

【鍼　　法】直刺：6分（刺入深度は患者の体型による）．

【層次解剖】
1. 皮膚：正中神経の掌枝が分布する（C7）．
2. 皮下組織：上述の皮神経の分枝がある．
3. 橈側手根屈筋（腱）：上腕骨内側上顆から起始し第2・3中手骨底に停止する筋で，手関節の屈曲筋である．正中神経の支配を受ける（C6〜8）．
4. 長掌筋（腱）：上腕骨内側上顆から起始し手掌腱膜に停止する筋で，手関節の屈曲筋である．正中神経の支配を受ける（C7〜8，T1）．約20％の人で欠如する．
5. 正中神経幹：腕神経叢の枝で内側根は内側神経束に，外側根は外側神経束に由来する．
6. 長母指屈筋（腱）：橈骨前面から起始し母指の末節骨底に停止する筋で，手と母指の屈曲筋である．正中神経の前骨間神経支配を受ける（C6〜8）．
7. 浅指屈筋（腱）：上腕尺骨頭は上腕骨内側上顆と尺骨粗面から起始し第2〜5指の中節骨底に停止する筋で，PIP関節の屈曲筋である．正中神経の支配を受ける（C7〜8，T1）．
8. 深指屈筋（腱）の橈側半：上腕骨内側上顆から起始し第2〜3指の末節骨底に停止する筋で，DIP関節の屈曲筋である．橈側半部は正中神経の支配を受け（C7〜8，T1），尺側半部は尺骨神経の支配を受ける（C8，T1）．

【主　　治】腹痛，嘔吐，心痛，癲狂，癇性，胸悶，胸痺，驚悸，不眠，煩躁．

【穴　　性】精神を安定させて神志の活動を和らげて，胸部を広げて胃気の流れを穏やかにする．

注意事項

正中神経への刺鍼についての注意が必要である．また，関節腔内への刺入には感染への配慮が必要である．

臨床現場から

曲沢穴・大陵穴では，関節炎やリウマチなどで反応が出やすく，刺鍼点として使用頻度が高い経穴でもある．しかし，曲沢穴の深部には上腕動脈が存在する．また，両穴ともに正中神経が存在することから，手荒な手技は血管や神経を損傷する可能性がある．手荒な手技は避けるべきである．

28 環跳

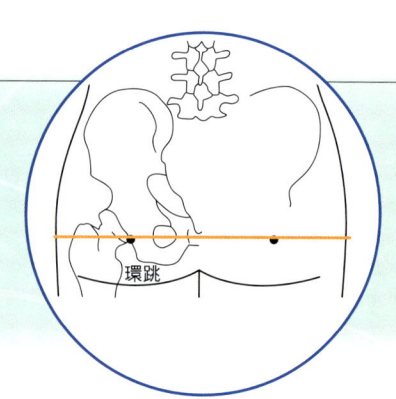

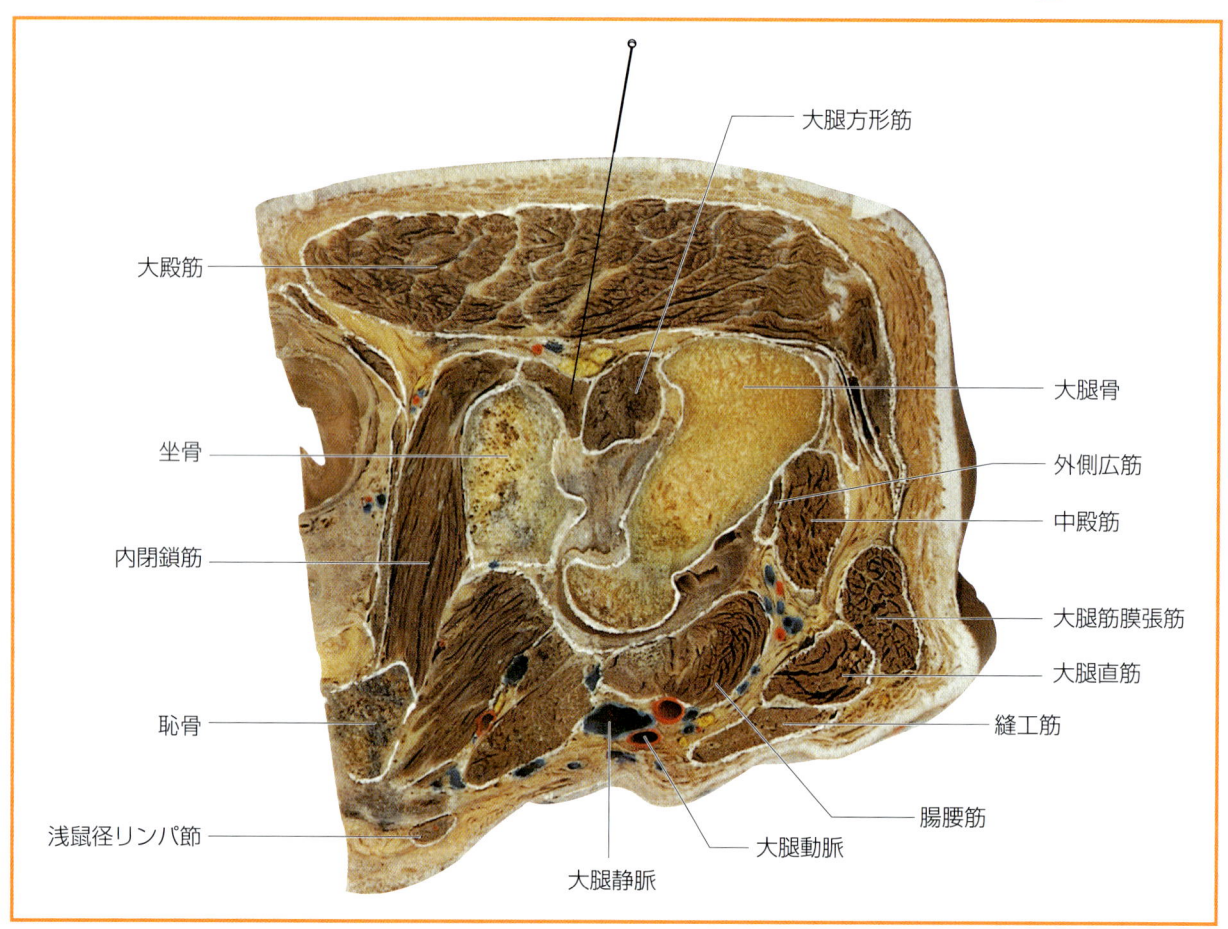

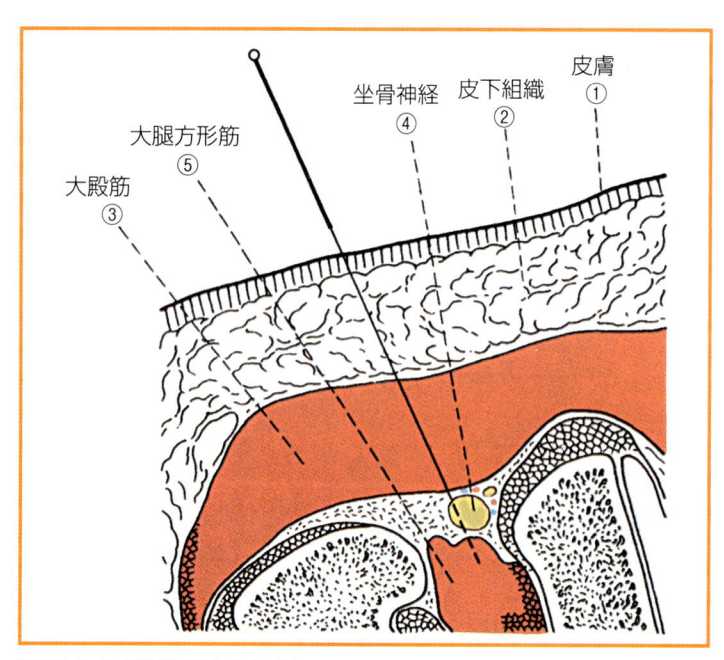

解剖ラベル（上図）:
- 大殿筋
- 大腿方形筋
- 坐骨
- 大腿骨
- 内閉鎖筋
- 外側広筋
- 中殿筋
- 大腿筋膜張筋
- 大腿直筋
- 恥骨
- 縫工筋
- 腸腰筋
- 大腿動脈
- 浅鼠径リンパ節
- 大腿静脈

環跳穴の横断面層次解剖

下図ラベル：
- 大殿筋 ③
- 大腿方形筋 ⑤
- 坐骨神経 ④
- 皮下組織 ②
- 皮膚 ①

① 皮膚
↓
② 皮下組織
↓
③ 大殿筋
↓
④ 坐骨神経
↓
⑤ 大腿方形筋

環跳 GB30（★★）

足少陽胆経

【別　　名】樞中『素問・繆刺論』，脾枢『素問・気府論』
【出　　典】『鍼灸甲乙経』
【取穴部位】殿部，大転子の頂点と仙骨裂孔を結ぶ線上，大転子の頂点から1/3.
　　　　　　注：側臥し，股関節を屈曲すると取穴しやすい.
　　　　　　別説：大腿部，大転子の頂点と上前腸骨棘の間，大転子の頂点から1/3.

【鍼　　法】直刺：2〜2.5寸（刺入深度は患者の体型による）.
【層次解剖】
1. 皮膚：上殿皮神経が分布する(L2). 皮脂腺と汗腺がある.
2. 皮下組織：上述の皮神経の分枝がある. 脂肪組織が多い.
3. 大殿筋：腸骨の後殿筋線の後方・胸腰筋膜等から起始し大腿骨殿筋粗面・腸脛靭帯に停止する筋で，股関節の伸展筋である. 梨状筋下孔からでる下殿神経の支配を受ける（L5〜S2）.
4. 坐骨神経：梨状筋下孔からでる人体中で最大の末梢神経である（L4〜5，S1〜3）. この神経を刺鍼すると大腿後面と大腿上部に放射状に触電感を感じる.
5. 大腿方形筋：坐骨結節から起始し転子間稜に停止する筋で，股関節の外旋と内転の筋である. この筋と大殿筋の間を坐骨神経が通過する.

【主　　治】腰痛，坐骨神経痛，半身不随，下肢の腫れ，下肢の麻痺，股関節およびその周辺の軟部組織の疾患に用いる.
【穴　　性】経絡に溜まった風湿を流し，腰や股に生じた経気の滞りを循環させる.

注 意 事 項
坐骨神経への刺鍼についての注意が必要である.

29 殷門

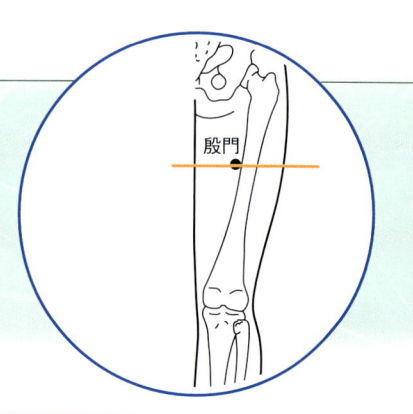

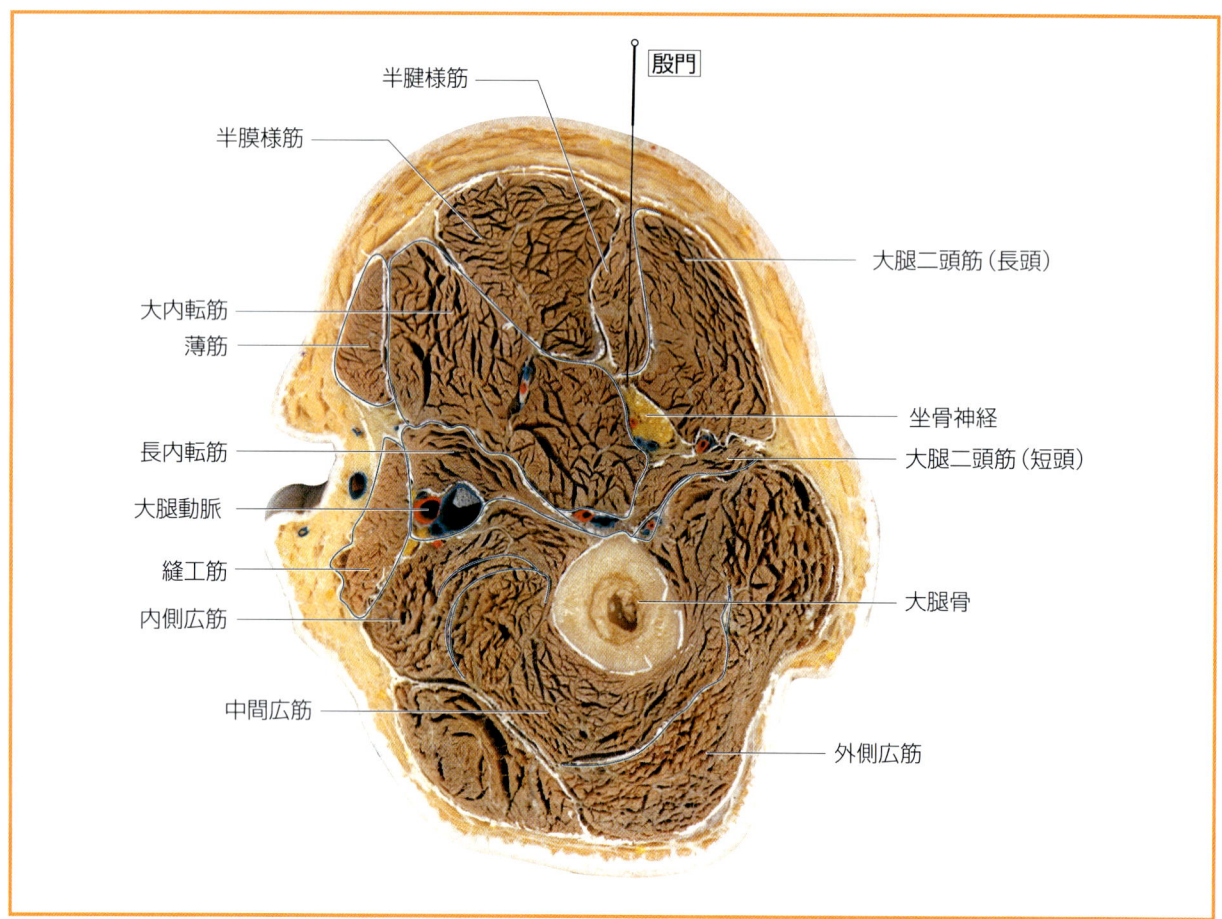

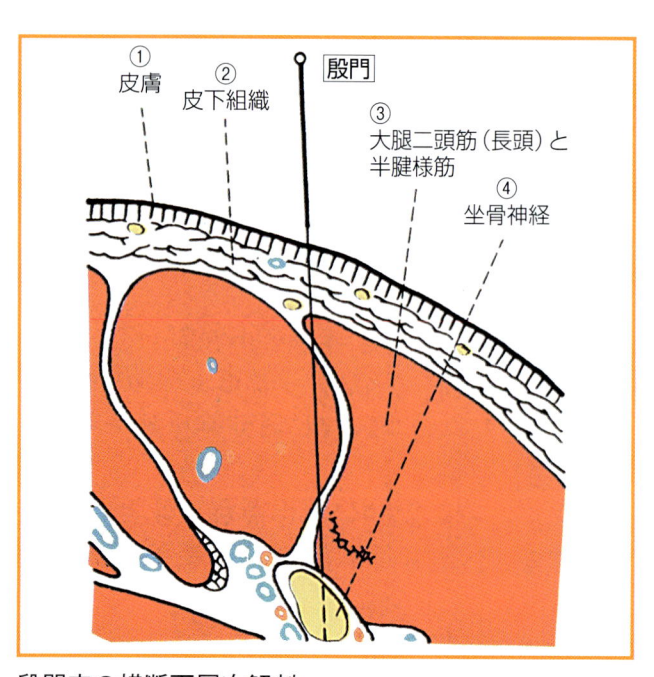

殷門穴の横断面層次解剖

- 半腱様筋
- 半膜様筋
- 大内転筋
- 薄筋
- 長内転筋
- 大腿動脈
- 縫工筋
- 内側広筋
- 中間広筋
- 殷門
- 大腿二頭筋（長頭）
- 坐骨神経
- 大腿二頭筋（短頭）
- 大腿骨
- 外側広筋

① 皮膚
② 皮下組織
③ 大腿二頭筋（長頭）と半腱様筋
④ 坐骨神経

① 皮膚
↓
② 皮下組織
↓
③ 大腿二頭筋（長頭）と半腱様筋
↓
④ 坐骨神経

殷門 BL37（★★）

足太陽膀胱経

【別名】肉郄（承扶別名）

【出典】『鍼灸甲乙経』

【取穴部位】大腿部後面，大腿二頭筋と半腱様筋の間，殿溝の下方6寸．
　　　　　　注1：伏臥位で，膝に抵抗を与えながら屈曲させたとき，半腱様筋と大腿二頭筋が
　　　　　　　　　より明瞭に現れる．さらに股関節を内・外旋させると両筋を見つけやすい．
　　　　　　注2：承扶（BL36）と委中（BL40）を結ぶ線の中点の上方1寸にある．

【鍼　　法】直刺：1.5～2.5寸（刺入深度は患者の体型による）．局所の酸脹，またはシビレ感が足部に反射する．

【層次解剖】
1. 皮膚：後大腿皮神経が分布する（S2）．
2. 皮下組織：上述の皮神経の分枝がある．
3. 大腿二頭筋：長頭は坐骨結節，短頭は大腿骨粗線外側唇から起始し腓骨頭に停止する筋で，股関節の伸展と膝関節の屈曲・外旋筋である．長頭は脛骨神経（L5～S2）の支配を受け，短頭は総腓骨神経（L5～S2）の支配を受ける．外側ハムストリングともいう．
4. 半腱様筋：坐骨結節から起始し，脛骨粗面内側部に停止する筋で，股関節の伸展筋で膝関節の屈曲・内旋筋である．半膜様筋とともに内側ハムストリングともいう．薄筋，縫工筋とともに鵞足を形成する．
5. 坐骨神経：梨状筋下孔からでる人体の中で最大の末梢神経である（L4～5，S1～3）．この神経を刺鍼すると足に向かって放射状に触電感を感じる．

【主　　治】腰背痛，坐骨神経痛，腰椎椎間板ヘルニア，下肢麻痺，半身不随，大腿部の腫瘍，炎症．

【穴　　性】三焦の経気の流れを促して筋の働きを活性化させる．

注意事項

坐骨神経への刺鍼についての注意が必要である．

索引

一般用語

欧文
B型肝炎ウイルス　15
C型肝炎ウイルス　15
Heinrichの法則　29
MRSA　15

あ
アクシデント　16
足運感区　22

い
インシデント　16
インフォームド・コンセント　5
いわゆる脳貧血　16
医原性気胸　6
医事紛争　28
医療過誤　28
医療訴訟　28
医療の質　3
異時両側気胸　6
咽頭収縮筋　58

え
腋窩動脈　14, 45
延髄　53

お
黄色靱帯　41

か
ガイドライン　1
下後鋸筋　90
下斜刺法　94
下斜筋　61
下直筋　61
化膿　3, 4, 14
化膿性関節炎　15
火傷　3
回旋術　14
開放性外傷性気胸　6
外傷性気胸　5
外傷性クモ膜下出血　14
外生殖器　32
外腹斜筋　46
外肋間筋　46
返し鍼　16
顔への落鍼　20
学内LAN　16
肩関節　15
感染　4, 14, 15
環椎後頭関節　55
眼窩下管　61
眼窩下孔　63
眼窩下溝　61
眼窩脂肪体　50, 61
眼窩内刺鍼　14
眼窩内側壁　50
眼球　32
眼輪筋　50, 61, 63
顔面動脈　14

き
危険な刺入深度　7
気管前隙　65
気管前葉　65
気胸　3, 5
気厥　16
胸腔穿刺　5
胸腔ドレナージ術　12
胸骨体　68
胸骨裂孔　68
胸鎖関節　65
胸鎖乳突筋　55, 58
胸腺　65
棘間靱帯　41
棘上筋腱　94
棘上靱帯　41
金属疲労　12
筋皮神経　14
緊張性気胸　5

く

クモ膜下出血	40
クモ膜下腔	40
クロルヘキシジン製剤	25
偶発事象	16

け

計測カード	11
脛骨神経	14
頸筋膜浅葉	58
頸動脈鞘	58
劇症型A群レンサ球菌	15
血気胸	6
血厥	16
厥証	16
肩峰下包	94
腱鏡	39
原発性気胸	6

こ

股関節	15
個人賠償	4
誤廃棄	20
口角挙筋	63
広頸筋	58
交感神経幹	58
好中球浸潤様式	14
後環椎後頭膜	40
後脛骨動脈	14
後頭三角	55
後頭動脈	14
硬膜外腔	40
項靭帯	39
骨指標	8
骨折	3

さ

鎖骨下筋	45
鎖骨下静脈	45
鎖骨下動脈	14
坐骨神経	14, 107
臍部	32
三角筋	94
三角筋下包	94

し

システム要因	18
ショック状態	12
自然気胸	5
視神経	50
視神経管	50
持続的脱気	12
膝窩動脈	14
尺骨静脈	103
尺骨神経	14
尺骨神経幹	103
尺骨動脈	14, 103
尺側手根屈筋腱	103
雀啄術	14
手関節	15
手技	4
小胸筋	45
小泉門	32
症状増悪	4
上顎骨	63
上後鋸筋腱膜	78
上唇挙筋	63
上頭斜筋外側	55
上腕筋	97
上腕動脈	14
情報開示システム	18
心タンポナーデ	68
神経損傷・麻痺	4
深指屈筋	105
診断的人工気胸	6
鍼灸賠償責任保険	14

せ

正中神経	14, 98
正中神経幹	105
脊髄	40
脊髄クモ膜	40
脊髄硬膜	40
脊髄軟膜	40
脊柱起立筋	78
折鍼	3, 12
設備不良	4
舌骨下筋群	58
仙骨神経叢	14
浅頸筋膜	65
浅指屈筋	105
浅側頭動脈	14
旋撚術	14
前脛骨動脈	14

そ

僧帽筋	39, 55
総頚動脈	14
総頚動脈（左）	65
総腓骨神経	14
足関節	15
足背動脈	14
続発性気胸	6

た

対応システム	18
大胸筋	43
大後頭直筋内側	55
大泉門	32
大腿神経	14
大腿動脈	14
大腿二頭筋	109
大腿方形筋	107
大殿筋	107
大動脈弓	65

ち

チアノーゼ	12
チェック表	24
治療的人工気胸	6
長後毛様体静脈	50
長後毛様体動脈	50
長掌筋	105
長母指外転筋	104
長母指屈筋	105
直刺法	94

つ

つまみ押し手	12
椎前葉	58

て

ディスポーザブル鍼	5
低酸素脳症	1
提挿	41
電蝕	12

と

ドーゼ	18
透過電子顕微鏡	14
橈骨静脈	104
橈骨神経	14
橈骨神経幹	97
橈骨動脈	14, 104
橈側手根屈筋	104, 105
頭半棘筋	39
頭板状筋	55
同時両側気胸	6
特発性気胸	6

な

内斜刺法	94
内側直筋	50
内肋間筋	46

に

ニアミス	16
日本医療機能評価機構	2
日本鍼灸師会	3
日本鍼灸マッサージ師会	3
乳頭	32

ね／の

捻転	41
膿皮症	14
膿瘍	14

は

ハインリッヒの法則	29
バリエーション	31
肺尖	65
賠償制度	3
白線	72
抜鍼忘れ	20
鍼刺し事故	20
鍼に関する会議	1
半腱様筋	109

ひ

ヒヤリ・ハット	16
皮下出血	4
皮下組織	39
皮膚	39
膝関節	15
肘関節	15
引張強度	14

ふ

フィードバック	19
フェイル・セーフ	29
ブラ	6

索引

ブレブ ... 6
プローブ ... 26
腹横筋 ... 47
腹直筋 ... 72
腹直筋鞘 ... 72

へ／ほ
閉鎖性外傷性気胸 ... 6
ボヤ ... 25
歩行訓練 ... 4
蜂窩織炎 ... 14

ま行
埋没鍼 ... 12
迎え鍼 ... 13
メチシリン耐性黄色ブドウ球菌 ... 15
モチベーション ... 16

や行
有害事象 ... 16
腰神経叢 ... 14

ら行
落灰 ... 25
落鍼 ... 20
リスクマネジメント ... 3
菱形筋 ... 78
肋骨横隔洞 ... 47

わ
腕神経叢 ... 14
腕橈骨筋 ... 97
腕頭動脈 ... 65

経絡・経穴用語

あ
瘂門 ... 14, 32, 39
足五里 ... 14

い
委中 ... 14, 15
委陽 ... 14, 15
胃倉 ... 8
胃兪 ... 8
意舎 ... 8
譩譆 ... 8
彧中 ... 9
殷門 ... 14, 33, 109
陰郄 ... 14
陰廉 ... 14

う
雲門 ... 14

え
淵腋 ... 9

お
屋翳 ... 9

か
解渓 ... 14, 15
外膝眼 ... 15
膈関 ... 8, 32, 85
膈兪 ... 8, 32, 84
完骨 ... 14
肝念 ... 87
肝募 ... 46
肝兪 ... 8, 32, 87
間使 ... 14
環跳 ... 14, 15, 33, 107

き
気戸 ... 9, 14, 32, 33, 45
鬼受 ... 97
鬼心 ... 105
鬼枕 ... 53
期門 ... 9, 32, 46
箕門 ... 14
鳩尾 ... 32, 72
胸郷 ... 9
曲骨 ... 33, 76
曲沢 ... 14, 15, 33, 98
曲池 ... 15
極泉 ... 14
玉戸 ... 65

索　引

け

渓穴	61
経渠	14
郄穴	61
郄門	14
欠盆	9, 14
厥陰兪	8
肩外兪	8
肩髃	15, 33, 94
肩井	8
肩中兪	8
肩偏	94
肩髎	15
元児	68

こ

戸中外兪	78
庫房	9
肓門	8
膏肓	8
合陽	14
骨空	63
魂門	8, 32, 88

し

四白	63
志室	8
耳門	14
日月	9, 32, 47
尺沢	15, 33, 97
周栄	9
小海	14, 15
少海	15
承泣	14, 32, 61
承扶	14
消濼	14
衝門	14
衝陽	14
上気海	68
上杼	41
食竇	9
心主	105
心念	81
心兪	8, 32, 81
神蔵	9
神堂	8, 32, 82
神封	9
神封（左）	14
神門	14, 33, 103
人迎	14, 33, 58
腎経	35
腎兪	32, 92

す

水穴	59
膵兪	8
樞中	107

せ

青霊	14
惺惺	53
睛明	14, 32, 50
舌喑	39
舌横	39
舌本	53

そ

| 曹谿 | 53 |

た

兌骨	103
兌衝	103
太淵	14, 15, 33, 104
太渓	14
太衝	14
太倉	74
大迎	14
大杼	8
大泉	104
大椎	14, 32, 41
大包	9
大陵	14, 15, 33, 105
胆兪	8
膻中	14, 32, 68

ち

中脘	74
中肩井	94
中都	103
中封	15
輒筋	9
聴会	14
聴宮	14

つ

| 通里 | 14 |

て

手五里	14
天渓	9
天五会	58
天井	15
天泉	14
天池	9
天柱	14
天突	9, 32, 65
天髎	8

と

督脈	34
督兪	8

な

内関	14, 33, 100
内膝眼	15

に

肉郄	109
乳根	9
尿胞	76
任脈	34

ね

熱府	55

は

肺兪	8, 32, 78
魄戸	8, 32, 79

ひ

脾枢	107
脾兪	8, 32, 90
尾翳	72
百会	27
百労	41

ふ

扶突	33, 59
附分	8
浮郄	14
風池	14, 32, 33, 55
風府	14, 32, 53
風門	8

へ

扁骨	94

ほ

歩郎	70
歩廊	9, 32, 70
歩廊（左）	14
膀胱経	36, 37

め

面頯	63
面鼽	61

ゆ

兪府	9, 32, 43
輸府	43
腧府	43

よ

陽渓	15
陽綱	8
陽池	15
陽陵泉	14
膺窓	9

る

泪孔	50

れ

霊墟	9
霊道	14

わ

和髎	14

| 危険経穴の断面解剖アトラス | ISBN978-4-263-24270-4 |

2011年6月10日　第1版第1刷発行
2016年5月5日　第1版第2刷発行

著　者　厳　　　振　国
　　　　髙　橋　研　一
　　　　吉　備　　　登
　　　　王　　　財　源
　　　　尾　﨑　朋　文
　　　　中　吉　隆　之
　　　　川　上　智津江
発行者　大　畑　秀　穂
発行所　医歯薬出版株式会社
〒113-8612　東京都文京区本駒込1-7-10
TEL.(03) 5395-7628(編集)・7616(販売)
FAX.(03) 5395-7609(編集)・8563(販売)
http://www.ishiyaku.co.jp/
郵便振替番号　00190-5-13816

乱丁，落丁の際はお取り替えいたします．　　印刷・真興社／製本・愛千製本所
© Ishiyaku Publishers, Inc., 2011. Printed in Japan

本書の複製権・翻訳権・翻案権・上映権・譲渡権・貸与権・公衆送信権(送信可能化権を含む)・口述権は，医歯薬出版(株)が保有します．
本書を無断で複製する行為(コピー，スキャン，デジタルデータ化など)は，「私的使用のための複製」などの著作権法上の限られた例外を除き禁じられています．また私的使用に該当する場合であっても，請負業者等の第三者に依頼し上記の行為を行うことは違法となります．

JCOPY　<(社)出版者著作権管理機構　委託出版物>
本書をコピーやスキャン等により複製される場合は，そのつど事前に(社)出版者著作権管理機構(電話03-3513-6969, FAX 03-3513-6979, e-mail：info@jcopy.or.jp)の許諾を得てください．